Docteur MARCEL VIGNAT
DE L'UNIVERSITÉ DE PARIS
EX-INTERNE DES HOPITAUX D'ALGER
LAURÉAT DE L'ÉCOLE DE MÉDECINE

Cavallière

CONTRIBUTION A L'ÉTUDE

DE LA

MÉTHODE DE CERNY ET TRUNECEK

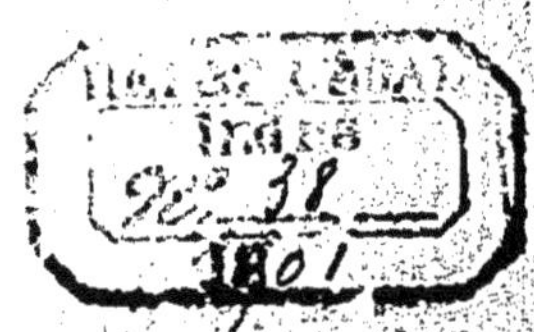

PARIS
Jules ROUSSET
36, RUE SERPENTE

1900

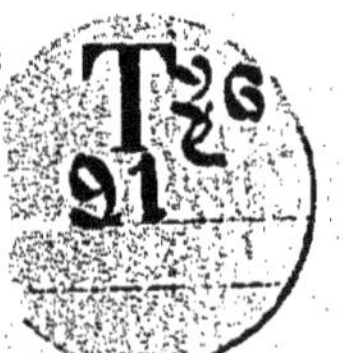

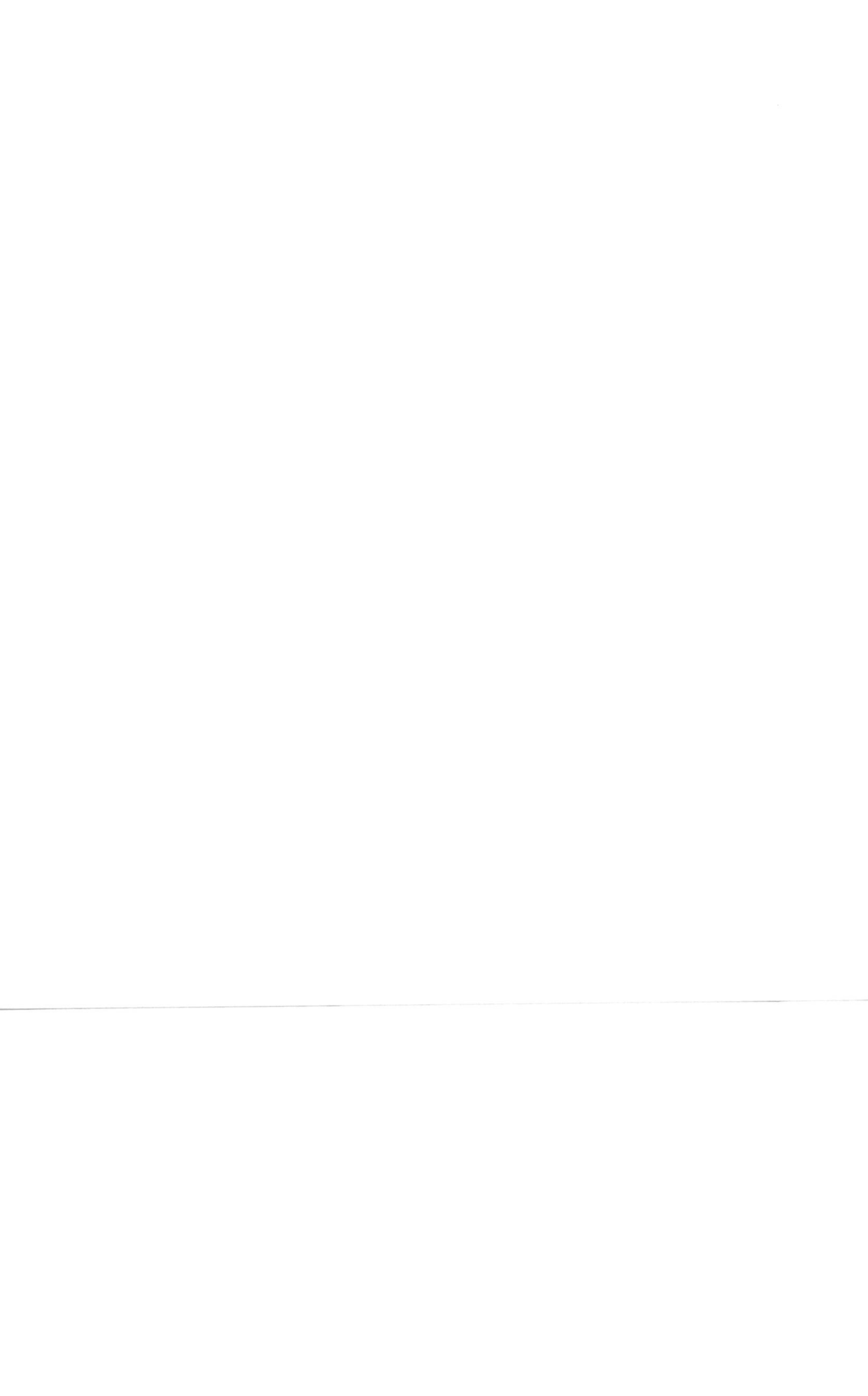

Docteur MARCEL VIGNAT
DE L'UNIVERSITÉ DE PARIS
EX-INTERNE DES HOPITAUX D'ALGER
LAURÉAT DE L'ÉCOLE DE MÉDECINE

CONTRIBUTION A L'ÉTUDE

DE LA

MÉTHODE DE CERNY ET TRUNECEK

PARIS
Jules ROUSSET
36, RUE SERPENTE

1900

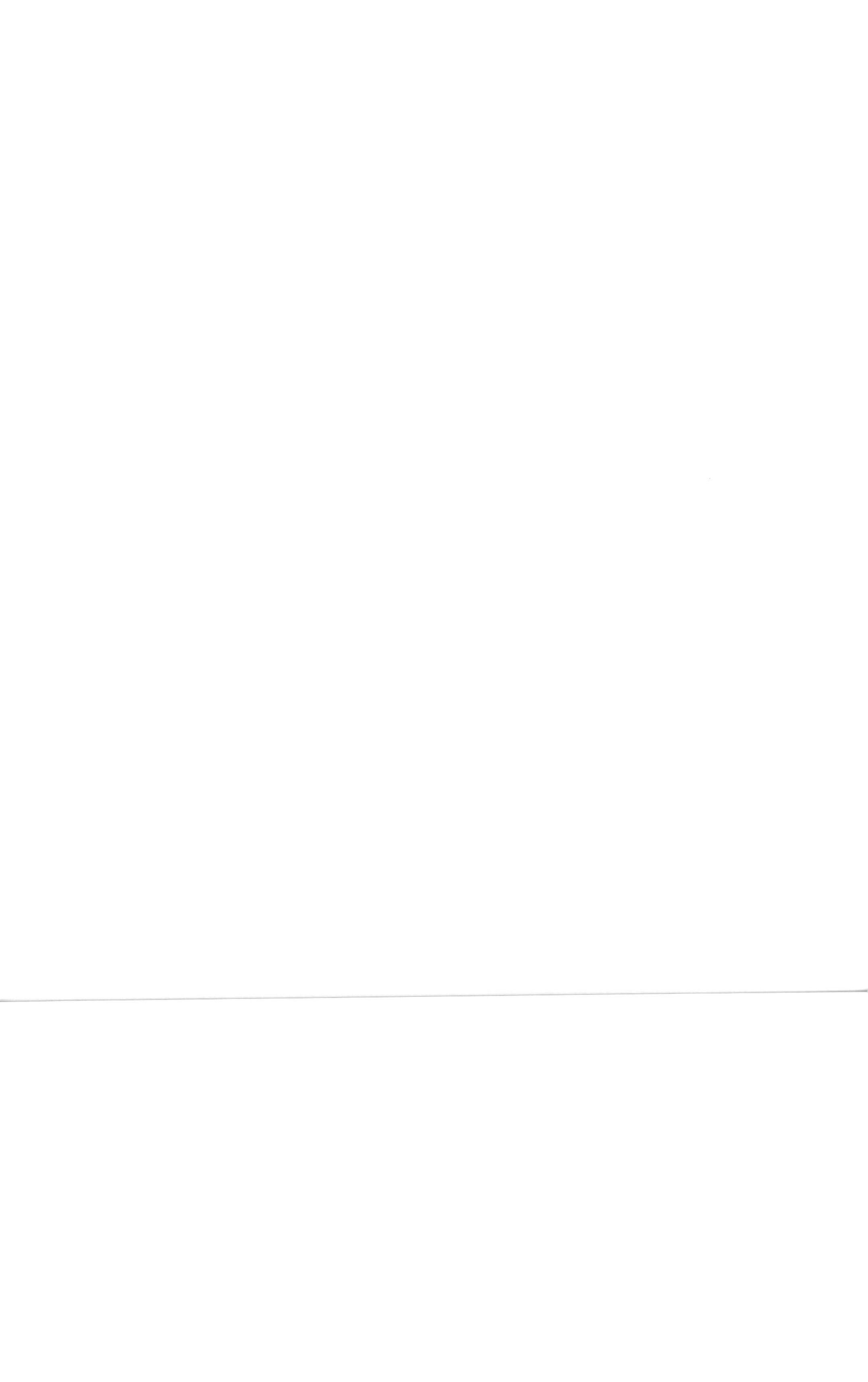

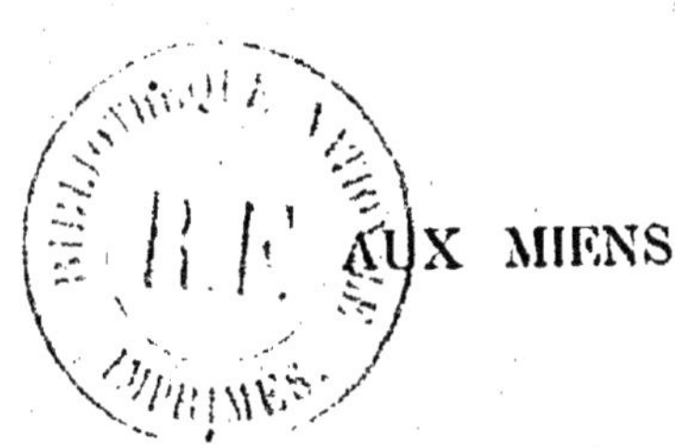

AUX MIENS

A MES AMIS

A MES MAITRES

A MON PRÉSIDENT DE THÈSE

MONSIEUR LE PROFESSEUR FOURNIER

Médecin des Hôpitaux
Membre de l'Académie de médecine
Officier de la Légion d'honneur

AVANT-PROPOS

En mai 1897 la *Semaine Médicale* publiait un article intitulé: « Guérison radicale du cancer épithélial ». Dans cette étude, MM. Cerny et Truneček, de Prague, décrivaient un nouveau traitement de l'épithélioma. Mais ce titre ne promettait-il pas plus de résultats que ne devait en donner cette méthode ?

Les deux savants autrichiens avaient-ils réellement trouvé un moyen de guérir radicalement le cancer épithélial, cette affection que M. le professeur Fournier, qualifie dans sa haute compétence « *des plus fréquentes et des plus difficiles à traiter* » ?

Les résultats obtenus depuis sont loin d'avoir entièrement confirmé la spécifité de ce traitement, et les recherches entreprises ont fait modifier la technique et les indications que lui prêtaient tout d'abord MM. Cerny et Truneček.

Tels sont les faits que nous nous proposons d'étudier.

Nous passerons donc en revue les études qui ont été faites de cette méthode jusqu'à ce jour, nous ferons connaître quelques résultats obtenus par nous et les conclusions que nous pensons pouvoir formuler actuellement sur ce traitement au point de vue de sa technique, de ses indications cliniques et histologiques et de son mode d'action.

Notre savant maître, M. le professeur Brault de l'Ecole de médecine d'Alger a été l'inspirateur de ce travail. Il a bien voulu nous communiquer plusieurs observations personnelles, nous accueillir dans son laboratoire et nous diriger dans nos recherches histologiques avec autant de science que de bienveillance. Nous le prions d'accepter nos remerciements et l'expression de notre vive gratitude.

Nous ne pouvons qu'adresser ici une trop faible expression de notre reconnaissance à M. le professeur Moreau, que nous avons le bonheur de connaître depuis longtemps, et dont nous avons eu l'honneur d'être l'interne à l'hôpital d'Alger. Qu'il veuille bien nous permettre de l'assurer de notre profonde sympathie, de notre sincère affection et du désir que nous avons de les lui mieux témoigner.

Que nos maîtres de l'Ecole et de l'hôpital d'Alger, et plus particulièrement, M. le Professeur Vincent et M. le Docteur Saliège, veuillent bien agréer l'expression de notre vive reconnaissance.

Qu'il nous soit aussi permis d'exprimer toute notre gratitude à nos maîtres de Paris.

Que M. le Professeur Fournier veuille bien recevoir l'hommage de notre respectueuse reconnaissance pour l'insigne honneur qu'il a bien voulu nous faire en acceptant la présidence de notre thèse.

HISTORIQUE

La méthode proposée par MM. Cerny et Truneček, n'était pas absolument nouvelle puisque Fuchs, dit-on, se servait d'arsenic en 1594 comme caustique des cancers superficiels de la peau. Il semble que ce fut ce savant bavarois qui employa le premier l'acide arsénieux à cet usage, et que depuis tous les dermatologistes en essayèrent.

Les poudres du frère Côme, de Rousselot, de Dubois, de Dupuytren, la poudre arsenicale du Codex de 1837, la poudre de Cazenave, le caustique de Plunkett, la poudre de Justamond renfermaient de l'arsenic comme principe actif.

Ces poudres s'employaient toutes délayées dans un peu d'eau simple ou d'eau gommée, jusqu'à consistance de bouillie que l'on étendait légèrement avec un pinceau sur les surfaces ulcérées. L'application n'avait lieu qu'une seule fois. Il en était de même pour la pommade cathérétique, le liniment arsenical de Swiedom que l'on étendait une seule fois en couche mince sur l'ulcération. La poudre du frère Côme fut modifiée par Manec et la pâte de Manec fut bientôt la seule pâte arsenicale employée.

Il semble qu'elle ait présenté des avantages et donné de bons résultats. Un des élèves de Manec, Garès, décrit ainsi la façon de l'employer :

Après avoir avivé la surface de la tumeur avec un peu d'ammoniaque, de façon à être bien sûr d'agir sur une surface dépouillée et bien à vif, on applique sur la tumeur, quel que soit son volume, un petit gâteau de la pâte de Manec. Aussitôt après, on le recouvre d'un petit godet fait avec un morceau d'amadou soigneusement aminci. A la rigueur, pendant les deux ou trois premiers jours pour maintenir le pansement, on applique par dessus une bande de diachylon. Au bout de trois jours, on peut enlever cette bande, l'amadou fait corps avec la pâte et la pâte elle-même est intimement unie à la tumeur. A partir de ce moment il n'y a plus qu'à attendre. Le plus habituellement le malade se plaint le lendemain de quelques douleurs sourdes, mais qui ne sont pas assez fortes pour troubler sa tranquillité et son sommeil ; les jours suivants les douleurs augmentent et la sérosité s'accumule et se dessèche. Au bout d'un temps variable on constate un commencement de décollement de la tumeur ; c'est par sa base que ce décollement s'opère et en allant de la périphérie vers le centre. Les choses durent ainsi pendant trois à cinq semaines ; on constate pendant ce temps de la suppuration et on voit que la tumeur se dessèche, diminue de volume et revient sur elle-même. Enfin, après un temps qui s'étend de quatre à six semaines, rarement plus, la tumeur se détache et tombe laissant à sa place une petite plaie vermeille qui entre bien vite en voie de cicatrisation. La cicatrice qui succède à cette plaie est ordinairement très petite et quelquefois même à peine perceptible.

La méthode de Manec fit fortune et M. le professeur Laboulbène qui l'employa, disait d'elle : « L'avantage de cette pâte arsenicale est considérable, car son action est véritablement élective, elle ne s'exerce que sur les tissus malades, elle respecte les tissus sains. On pourrait même dire qu'elle est la pierre de touche de l'épithéliome des téguments, dont elle poursuit les ramifications d'une manière remarquable. »

Le traitement de Manec provoqua quelques intoxications arsenicales, il échoua dans nombre de cas et tomba bientôt en discrédit. On essaya alors de lui substituer d'autres caustiques et le chlorate de potasse surtout eut un grand succès.

Tous ces traitements procédaient d'un même principe, lequel consistait simplement à pratiquer l'exérèse du tissu cancéreux d'après une méthode univoque, pouvant tout aussi bien être utilisée pour l'extirpation d'un tissu ou d'une partie quelconque de l'organisme. Ces caustiques détruisaient les tissus sur lesquels on les appliquait sans montrer plus d'affinité pour les tissus néoplasiques que pour les sains. Il est bon toutefois de dire que la plupart des chirurgiens considéraient ce traitement comme absolument insuffisant et proclamaient, dans un congrès allemand de chirurgie, que la seule thérapeutique radicale de la carcinose était l'intervention opératoire.

Il y avait tout avantage à chercher un caustique, qui agit directement et spécialement sur le tissu néoplasique, un remède capable de détruire le tissu cancéreux, tout en respectant les parties saines.

Pour cela, on essaya en vain toutes les substances utilisées en histologie pour la fixation de certains éléments cellulaires, en raison de l'affinité spéciale de ces substances pour les principes constitutifs de ces éléments. A ce groupe appartiennent, entre autres, les dérivés de l'aniline. Toutes ces substances échouèrent. C'est alors que Cerny et Truneček eurent l'occasion toute fortuite de se rendre compte de l'action exercée par l'acide arsénieux en poudre sur un ulcère invétéré. Ils pensèrent que puisqu'on préconisait autrefois l'arsenic contre le cancer, il y avait intérêt à l'expérimenter de nouveau dans le cas de ce genre. Cette action tout élective de l'acide arsénieux pour le tissu cancéreux, que cherchaient et espéraient trouver les deux savants autrichiens, avait été déjà constatée en France comme nous l'avons vu par M. le professeur Laboulbène.

Après s'être rendu compte que les effets produits par la pâte du frère Côme, même modifiée par Hebra, étaient tels qu'on devait renoncer à s'en servir, Cerny et Truneček employèrent l'acide arsénieux en solution, supposant que le médicament agirait mieux ainsi.

Ils se servirent d'arsenic dissous dans la glycérine pure. Mais les effets ainsi obtenus furent beaucoup trop énergiques, car ce topique donna lieu à la formation d'une escharre imperméable à de nouvelles applications de la solution arsenicale. Ils en rejetèrent aussitôt l'emploi, et après avoir usé sans succès de plusieurs autres solutions d'acide arsénieux, ils s'arrêtèrent à une solution hydro-alcoolique à 1 pour 150, dans laquelle l'eau et l'alcool entraient en parties égales. Ils badigeonnaient de ce liquide le néoplasme ulcéré et laissaient évaporer à l'air libre. Les badigeonnages étaient renouvelés tous les jours ou tous les deux jours. Ce qui faisait la nouveauté du procédé, c'était le mode de fixation de l'acide arsénieux ; la fixation par l'air, fixation amenant la momification du cancer.

Dans un article de la *Semaine Médicale* (mars 1897) ils décrivirent leur procédé. Mais bientôt ils virent comme ceux qui l'adoptèrent que la méthode n'était applicable qu'à certains cas et en janvier 1899, ils publiaient un nouvel article « sur les formes de cancer justiciables des applications arsenicales ».

TECHNIQUE OPÉRATOIRE

Le foyer néoplasique est soigneusement nettoyé et abstergé ; il ne faut pas craindre pendant cette manœuvre de faire sourdre un peu de sang frais à la surface de la tumeur ; au besoin même, on cruentera l'ulcération cancéreuse sur une faible étendue, car il est indispensable que le contact du topique avec le tissu morbide s'effectue en présence de sang frais ; d'ailleurs quelques gouttes suffisent parfaitement, et, si le sang s'écoulait en trop grande abondance, il faudrait sécher un peu la plaie avant d'appliquer le remède. On agite alors la mixture arsenicale et, à l'aide d'un pinceau, on en badigeonne toute la surface du cancer. On laisse évaporer à l'air libre, puis on panse à plat, si c'est nécessaire, mais il est toujours préférable de laisser l'ulcère sans pansement.

A la suite de cette application, le malade éprouve généralement pendant quelques heures de la douleur, qui est du reste supportable. Dès le lendemain, le néoplasme est complètement recouvert d'une escharre produite par l'action de l'acide arsénieux. Chaque jour, un nouveau badigeonnage est pratiqué sur cette croûte qui, de jaunâtre qu'elle était au début, devient successivement brune, puis presque complètement noire.

Le premier jour, l'escharre est fortement soudée par sa base au tissu sous-jacent, et on ne pourrait l'enlever sans déterminer une large perte de substance aux dépens de la tumeur. En outre, elle est mince et ne recouvre parfois qu'une partie de l'ulcère; mais elle s'épaissit peu à peu et finit par envahir toute la surface du foyer morbide. A ce moment, les douleurs ainsi que l'odeur repoussante dégagée par le processus de mortification se sont dissipées. Au bout d'un certain temps, on s'aperçoit que les bords de la croûte, moins adhérents, commencent à se soulever. Le sillon ainsi formé s'accentue chaque jour et une sérosité blanchâtre suinte des bords de l'ulcère. Le traitement est régulièrement continué jusqu'à ce que l'escharre, devenue facilement mobilisable, ne tienne plus au tissu sous-jacent que par quelques petits faisceaux fibreux ; on sectionne alors ces filaments et l'on enlève la croûte. Celle-ci, d'une épaisseur variable suivant les cas, offre une consistance très dure et est essentiellement formée de tissu cancéreux complètement momifié par l'acide arsénieux.

L'escharre détachée, on badigeonne de nouveau avec la mixture arsenicale alcoolisée le fond de l'ulcère; si le lendemain on ne voit apparaître qu'une croûtelle jaunâtre mince et facile à enlever, on peut être assuré que la plaie guérira toute seule et qu'il ne reste plus qu'une parcelle de tissu carcinomateux dans le foyer pathologique. Mais s'il se forme une croûte de couleur foncée, résistante, adhérente, il faut poursuivre le traitement jusqu'à la régression totale des derniers éléments cancéreux.

Au cours de la médication, plus l'escharre devient épaisse, plus le topique doit être énergique, c'est-à-dire plus il doit contenir d'arsenic. Au lieu d'une solution à 1/150e, comme celle du début, on emploiera donc une solution à 1/100e, et même à 1/80e, d'après la formule ci-dessous :

Acide arsénieux pulvérisé..................	1 gramme.
Alcool éthylique........................	àà 40 grammes.
Eau distillée............................	

F. S. A. — Usage externe.

Lorsqu'il ne subsiste plus le moindre vestige de tissu cancéreux, l'ulcération néoplasique se transforme en une plaie bourgeonnante tapissée d'une fine pellicule blanchâtre, et l'on ne trouve plus d'induration, ni sur les bords, ni au fond de la perte de substance. C'est alors qu'il convient de traiter la plaie comme une surface suppurante ordinaire qui commence à se recouvrir de granulations. Si l'on veut éviter la formation de cicatrices, il faut appliquer, particulièrement sur les bords de la plaie, une pommade composée de 1 partie d'acide borique pour 10 parties de vaseline.

Il est très important de savoir si le patient est ou non alcoolique. Dans l'affirmative, il faut immédiatement proscrire l'usage des boissons alcooliques. Chez ces malades, le traitement est toujours plus long que chez les sujets normaux.

Malgré tout, même chez les individus sains d'autre part, il est toujours difficile de préciser combien de temps durera la médication; MM. Cerny et Truneček ont remarqué cependant que les petits ulcères n'ayant jamais été opérés, ne demandent que trois à quatre semaines pour arriver à la guérison complète, tandis que des cancers étendus en profondeur ou récidivés exigent deux à trois mois, et encore faut-il dans ces cas ne pas manquer d'appliquer scrupuleusement chaque jour le procédé qui vient d'être décrit.

Telle est la méthode qu'ont exposée MM. Cerny et Truneček.

Dans les solutions prescrites par eux, l'arsenic n'est pas entièrement dissous. Aussi faut-il avoir soin d'aller chercher l'agent caustique au fond du flacon, soit avec le tampon hydrophile monté à l'extrémité d'une tige, dont on peut se servir, soit avec le blaireau dont se servent les auteurs de la méthode. Ce dernier aurait d'après eux l'avantage de mieux répartir le liquide sur l'ulcération, et de ne pas blesser les granulations cancéreuses.

Pour éviter que le liquide ne s'écoule sur les bords de la plaie, on peut enduire d'un peu de vaseline son pourtour. Quand on aura à opérer au voisinage de l'œil, comme cela se présente si souvent, on devra redoubler d'attention.

M. Hermet qui a vu Cerny et Truneček employer leur méthode, rapporte que non seulement ils laissent l'évaporation se faire à l'air libre, mais qu'ils activent cette évaporation au moyen du soufflet de Richardson ou de la soufflerie du thermo-cautère, et fait plus important, qu'ils renouvellent deux à trois fois le badigeonnage et l'évaporation dans la même séance. C'est ce que nous avons toujours fait en traitant nos malades.

Le fait de ne pas panser la petite plaie, mais de la laisser à l'air libre semble très important. M. Hermet croit que son insuccès chez son premier malade a été dû au pansement. En effet, chez le malade traité de la même façon à Paris et à Prague, l'escharre ne se ferma qu'à partir du moment où l'ulcération fut laissée à découvert. Les médecins de Prague disent cependant qu'on peut panser l'ulcération à plat, mais ne le font pas. Pour notre part nous n'avons jamais fait suivre le badigeonnage et l'évaporation d'un pansement.

Le titre des solutions données par MM. Cerny et Truneček a été dépassé de beaucoup, notamment par M. Jaboulay qui est allé jusqu'à 1 pour 30. Dans ses solutions l'eau et l'alcool entraient toujours en parties égales. Il n'a pas observé d'accidents. Nous avons nous-même employé des solutions de 1 pour 40. D'ailleurs MM. Cerny et Truneček actuellement conseillent ces solutions.

Dans le service de M. le professeur Fournier, la solution est employée au titre de 1 pour 150 le premier jour, mais le deuxième ou le troisième jour on passe à une solution à 1 pour 100, laquelle ne reste mise en usage que deux ou trois fois à son tour, pour faire place à une solution plus forte 1 pour 80, 1 pour 50.

Pour éviter une réaction trop vive de la part des tissus avoisinants, on prend la précaution de faire appliquer le soir un cataplasme de fécule, et le matin, avant la cautérisation on soumet la région à une pulvérisation d'eau de guimauve. Cette technique a donné de bons résultats à M. Robillard qui l'a expérimentée et consignée dans sa thèse.

Il en est de même de l'orthoforme qu'il a employé après M. Ginestous, de Bordeaux, dans les cas où le traitement déterminait des douleurs intolérables. Nous-même l'avons employé avec un plein succès comme eux. L'orthoforme est soluble dans l'alcool, et dans la solution hydro-alcoolique d'acide arsénieux, quel qu'en soit le titre arsenical, on n'a qu'à l'ajouter à la solution d'arsenic. Si la douleur n'est pas complètement supprimée, elle est en tous cas sensiblement atténuée. Il faut enfin éviter avec soin de s'arrêter trop tôt dans les cautérisations, ou bien de les prolonger quand tout le néoplasme est détruit, sous peine de voir bientôt le néoplasme récidiver, ou de détruire les premiers bourgeons charnus et de retarder ainsi la guérison. La plaie bourgeonnante qui reste à traiter après la chute de la dernière escharre (laquelle peut être la première), sera pansée aseptiquement.

INCONVÉNIENTS

Douleur. — La méthode présente des inconvénients et la douleur est le plus grave reproche qu'on lui ait fait.

Le malade souffre d'abord au moment de l'application du caustique, mais cette douleur est généralement atténuée par l'évaporation qui suit de près le badigeonnage. Toutefois pendant les quelques heures qui suivent, les sensations éprouvées au niveau de la partie malade sont très variables suivant les sujets, et pour le même sujet suivant les jours.

Les auteurs de la méthode sont optimistes, il nous semble, quand ils parlent de la douleur que détermine leur traitement et qu'ils disent qu'aucun de leurs malades n'a interrompu ou abandonné le traitement à cause d'elle. Il est des cas où les douleurs sont réellement très vives. Dès la première communication du docteur Hermet à la Société de dermatologie en mars 1898, M. Hallopeau signalait que le traitement de M. Cerny provoquait des douleurs intenses, et qu'il avait vu des malades renoncer au traitement, pour cette raison. Il ajoutait qu'il lui paraissait que la méthode n'était applicable qu'aux épithéliomes de petite dimension.

Nous connaissons en effet un cas,dont nous publierons l'observation inédite, où des douleurs très vives ont seules empêché de continuer la méthode de Cerny qui donnait d'excellents résultats chez le malade.

Ces douleurs étaient intolérables, le malade éprouvait une céphalée persistante et des plus violentes. Tout échoua contre ces douleurs, l'orthoforme, la cocaïne, la morphine et tous les calmants préconisés. Il est vrai que la tumeur siégeait au voisinage du globe oculaire qui était lui-même recouvert d'une conjonctive envahie par le cancer.

Une malade de M. Ginestous, dont nous résumerons l'observation, éprouva de vives souffrances plusieurs jours de suite après l'imprégnation arsenicale, souffrances qui semblaient être chaque fois plus fortes que la veille et qui à la fin devinrent si intenses qu'elles amenèrent une syncope. La malade déclara qu'elle n'acceptait plus le traitement commencé. Mais chez elle, on parvint à calmer presque complètement les douleurs. On associa pour cela l'orthoforme à l'arsenic dans la solution dont on modifia ainsi la formule initiale :

Orthoforme	1 gramme
Acide arsénieux	0 gr. 10
Alcool..............................	aà 7 gr. 50
Eau................................	

Grâce à cette nouvelle solution on put continuer le traitement, bientôt la malade accusa une douleur moins vive qu'avec la solution première; on augmenta la dose d'acide arsénieux.

Orthoforme	aä 1 gramme
Acide arsénieux	
Alcool	aä 10 grammes
Eau	

Il n'y eut pas de douleur après le badigeonnage.

Les 4 jours qui suivirent, le taux arsenical fut encore augmenté.

Orthoforme	0 gr. 60
Acide arsénieux	0 gr. 30
Alcool	aä 10 gr.
Eau	

la douleur continua d'être insignifiante.

L'escharre s'étant détachée, et un badigeonnage ayant été fait sur la plaie, la malade se plaignit d'une douleur qui fut immédiatement calmée par une lotion de l'ulcère avec :

Orthoforme.....	0 gr. 05
Glycérine	4 gr.

A la fin l'ulcération avait considérablement diminué, du tissu de cicatrice se formait sur les bords, quand la malade quitta la clinique pour ne plus revenir.

Dans cette observation la douleur a donc été rendue tolérable par l'association d'orthoforme à la solution arsenicale, et une fois par son application supplémentaire à la suite d'une imprégnation.

MM. Cerny et Truneček disent que, pour les sujets très sensibles, chez lesquels l'application de la solution risque de provoquer dès le commencement de vives douleurs, on pourrait employer un peu moins d'alcool ou même le supprimer tout à fait s'il s'agit d'un cancroïde du nez, du front ou du menton.

Ces auteurs attribuent à l'arsenic les douleurs qui surviennent une heure environ après le badigeonnage.

Ils pensent que ce genre de souffrances se rencontre surtout dans le carcinôme et qu'il ne saurait être calmé que par l'administration d'un hypnotique et notamment de la morphine. Quant à nous, nous avons vu survenir des douleurs chez deux des malades que nous avons traités, et ces douleurs ont été rendues très supportables par l'usage de l'orthoforme, comme nous l'avons dit. Ces douleurs survenaient presque immédiatement après le badigeonnage.

La cocaïne a été employée localement. Mais ceux qui s'en sont servis, n'ont pas remarqué qu'elle eût été d'un grand secours. Cet anesthésique en effet n'agit que trop peu de temps : or les douleurs qui résultent de l'action de l'arsenic durent plusieurs heures. L'orthoforme nous semble avoir plus d'efficacité.

Œdème périphérique. — Dès mars 1898, M. le docteur du Castel signalait à la Société de dermatologie l'œdème périphérique comme étant un inconvénient grave de la méthode Cerny. « Je me suis efforcé, disait-il, d'appliquer exactement les préceptes détaillés qu'ont donnés les auteurs dans leur communication à la *Semaine médicale* et j'ai dû y renoncer en présence de la violente inflammation produite par l'acide arsénieux. Je ne nie pas, ajoutait-il, les avantages qu'on peut en retirer, mais je crois que ce traitement est délicat à employer et qu'il exige une certaine éducation. »

On retrouve de même cette inflammation signalée par le docteur C..., dans sa propre observation (Société de dermatologie, juin 1898). Il continua cependant le traitement. M. Robillard dit avoir vu deux malades qui au début présentèrent au pourtour de leur ulcération, une rougeur de teinte érysipélateuse avec œdème suffisant pour faire cesser tout badigeonnage pendant 3 ou 4 jours.

Nous n'avons constaté chez nos malades qu'un œdème très limité et de peu de durée.

Presque toujours on observe de la rougeur au pourtour de l'ulcération badigeonnée, mais elle ne constitue pas à proprement parler un inconvénient de la méthode. Il n'y a que lorsqu'elle atteint de grandes proportions, qu'elle pourra être considérée comme un accident dont on devra éviter le retour.

Coryza et Conjonctivite. — Enfin si les lésions traitées siègent près des narines ou des yeux, on peut voir survenir du coryza ou de la conjonctivite comme cela a été constaté par le docteur C..., sur lui-même, et par MM. Gastou et Haury chez un de leur malades.

Une suspension de traitement de huit jours a suffi à faire disparaitre toute inflammation dans le cas de conjonctivite.

Bien qu'ayant traité des ulcérations assez rapprochées des narines et des yeux, nous n'avons pas eu l'occasion de constater ces accidents.

INDICATIONS ET AVANTAGES

De tout temps on a essayé de soigner les cancroïdes autrement que par les procédés chirurgicaux.

Les anciens, Hippocrate, Celse, Paul d'Egine qui cependant préféraient à tout agent le fer rouge, ont employé les traitements médicaux.

Ces seuls faits ne prouvent-ils pas que ces moyens ont eux aussi leurs indications et que l'intervention chirurgicale n'est pas une méthode sans défaut convenant à tous les cancers et à tous les malades.

Ces deux traitements ont leurs indications ; voyons quelles sont celles qui doivent déterminer le médecin à recourir à la méthode de Cerny.

Mais avant, faisons remarquer que nous ne prétendons pas que la méthode que nous décrivons, soit la seule que l'on puisse employer. Elle nous semble cependant préférable aux autres. Toutefois si l'on n'obtient pas de résultat par ce moyen, si ce traitement ne peut être suivi, on doit tenter l'effet des autres méthodes médicales. Disons tout de suite qu'on ne devra pas trop s'attarder à ces essais thérapeutiques et qu'il vaudra mieux recourir de bonne heure à l'exérèse, si plusieurs agents destructeurs échouent.

Les raisons qui peuvent décider le praticien en faveur du traitement de Cerny sont de deux sortes, les unes cliniques, les autres histologiques.

Les raisons cliniques sont la répugnance du malade à toute opération, son grand âge, son état athéromateux ou alcoolique qui compromet la vitalité de ses tissus, les lésions de son cœur qui rendent dangereux l'anesthésie. Le siège de l'ulcère sur le nez, les paupières, au voisinage d'une commissure palpébrale, sont autant d'indications à recourir au traitement médical, car pour de telles lésions, l'exérèse entraînerait un grand délabrement et l'autoplastie serait difficile. Il en sera de même si les tumeurs épithéliales sont petites, mais nombreuses et disséminées.

L'examen clinique de la tumeur peut jusqu'à un certain point nous permettre de connaître son pronostic, et lorsque son évolution lente, l'absence d'adénopathie ganglionnaire, la conservation d'un bon état général nous auront permis de conclure à sa bénignité, nous pourrons avoir recours à la méthode de Cerny.

L'ulcération d'une néoplasie grave sécrète généralement d'une façon abondante, et le liquide qui s'écoule est plus ou moins fétide ; dans les formes bénignes la surface ulcérée est à peu près sèche.

La perte de substance met ordinairement à découvert toute la lésion quand elle est bénigne, dans le cas contraire elle n'occupe qu'une partie de la tumeur. Des bourgeons exubérants entourés par des bords durs et renversés en dehors sont d'un mauvais pronostic, il est préférable d'avoir affaire à une ulcération légèrement excavée, quoique peu profonde, et dont les bords sont souples.

Enfin ce qu'on devra aimer à constater, ce sera la présence de petites tumeurs disséminées sur d'autres points, car les tumeurs malignes sont généralement solitaires.

A chaque fois que nous pourrons constater des signes de bénignité dans une tumeur, nous pourrons espérer la détruire complètement par notre traitement.

Mais tous ces signes ne peuvent que faire préjuger du succès des agents destructeurs, seul un examen biopsique peut permettre de savoir d'une façon plus sûre quel sera le résultat du traitement.

MM. Cerny et Truneček dans leur second article de la *Semaine Médicale* reconnaissent que tous les cancers ne sont pas justiciables de leur méthode, et effleurent la question des indications histologiques.

Pour M. Fabre-Domergue, disent-ils, le caractère le plus important des cancers épithéliaux serait constitué par le degré de la désorientation des cellules cancéreuses. C'est ainsi que, dans une variété relativement bénigne (*épithéliome*), ces cellules, malgré la tendance qu'elles ont à envahir les tissus environnants, restent encore tellement ordonnées qu'on peut facilement distinguer une membrane basale. Dans une variété plus maligne (*carcinome*), tout vestige d'orientation a disparu et les cellules cancéreuses se multiplient indépendamment les unes des autres dans les tissus de voisinage. Cette distinction, qui au point de vue du traitement est insignifiante tant qu'il s'agit d'un cancer externe situé dans une partie du corps où il y a une base dure, devient très importante en présence d'un cancer des parties molles. En effet, dans un cancer du front, du nez, etc., le tissu osseux ou cartilagineux montre une telle résistance aux bourgeons néoplasiques que le processus s'étend plutôt en surface qu'en profondeur, ce qui permet d'appliquer très facilement notre remède. Il est loin d'en être de même dans les cas de cancer des parties molles.

C'est M. Gastou qui a le premier, en juin 1898, signalé d'une façon précise à la Société de dermatologie quels étaient les caractères histologiques qui pouvaient indiquer qu'une tumeur était justiciable ou non de la méthode de Cerny.

M. Robillard dans une thèse inspirée par M. Gastou a exposé ces caractères.

Dans tout néoplasme cutané, dit-il, il existe deux sortes de tissus :

A. — Un tissu épithélial néoplasique avec ou sans cellules épithéliales embryonnaires à contours irréguliers.

B. — Un tissu d'infiltration cellulaire non néoplasique composé de cellules dont le protoplasme se colore mal, et dont le noyau est tellement divisé qu'il donne l'apparence d'une sorte d'émiettement.

Si le tissu d'infiltration l'emporte sur l'autre par son abondance, surtout s'il sépare les autres éléments en très petits groupes, qu'il les émiette en quelque sorte, le traitement a toute chance de réussir.

Au cas contraire, c'est-à-dire si le tissu épithélial est en quantité telle qu'il laisse à peine de place à l'infiltration cellulaire, les applications d'acide arsénieux, comme toute autre application du reste, resteront presqu'à coup sûr sans résultat.

Dans le cas d'un examen favorable, plus la néoplasie épithéliale sera riche en éléments d'infiltration, plus le bourgeonnement sera rapide, plus tôt arrivera la cicatrisation.

Mais il y a lieu aussi de tenir compte de la forme des cellules néoplasiques, surtout au point de vue de la récidive. Celles-ci ont-elles les caractères du tissu épithélial adulte, la guérison, due à la prédominance des cellules lymphatiques, leurs antagonistes, sera plus durable que si elles revêtent les formes des cellules embryonnaires. Dans ce dernier cas, la guérison sera possible si le tissu d'infiltration l'emporte sur l'autre, mais la récidive sera presque fatale.

Dans 5 observations, M. Robillard a constaté ces caractères de bénignité et il a obtenu 5 guérisons ; dans 3 observations, au contraire il a constaté les caractères de malignité décrits par M. Gastou et la méthode a échoué.

Nous-même, chez les trois malades que nous avons traités avec succès, avons contaté une infiltration cellulaire considérable et l'absence de cellules néoplasiques à forme embryonnaire. Au contraire, chez le malade qui n'a pu être guéri par la méthode Cerny, nous avons trouvé à l'examen histologique de sa tumeur, des formations néoplasiques supérieures à l'infiltration cellulaire. Nous n'avons pas trouvé de cellules à forme embryonnaire.

Les indications histologiques de la méthode de Cerny semblent donc bien précises.

Il est un cas où cette méthode peut encore rendre de grands services. C'est lorsque tout traitement a échoué, même le traitement chirurgical, ou lorsque le médecin se trouve en présence d'un cancer inopérable, que les ganglions sont pris, que l'état général est mauvais, que la plaie cancéreuse exhale une odeur infecte, sécrète d'une façon abondante, et que le malade est en proie à de cruelles douleurs.

Dans aucun cas le malade n'est plus à plaindre et le médecin n'est plus désarmé.

La méthode Cerny peut être alors d'un grand secours comme moyen *palliatif*. Elle calme souvent des douleurs qui parfois ne cèdent à aucune autre médication, elle tarit rapidement les sécrétions, et supprime bientôt cette odeur infecte qui rend les malades si pénibles à soigner.

M. le professeur Brault d'Alger, a traité ainsi un épithélioma inopérable primitif de la voute palatine consécutif à de la leucoplasie (il en a communiqué l'observation à la Société de dermatologie en 1898). L'haleine du malade était très fétide, l'état local mauvais, les adénites sous maxillaires et sous mastoïdiennes énormes, l'état général grave. La fétidité de l'haleine et l'état local furent *très heureusement et très rapidement modifiés*. M. le professeur Brault constata *les mêmes résultats* dans un cas de cancer inopérable de la langue.

M. Gastou a également communiqué à la Société de dermatologie en janvier 1899, l'observation d'un malade atteint d'épithélioma lingual. Cet épithélioma avait été opéré chirurgicalement, avait récidivé, s'était propagé aux ganglions. L'état général du malade n'était pas mauvais, mais l'état local était tel que sa vie était menacée à brève échéance. Comme on le verra plus loin, la méthode de Cerny *conjura les dangers de cet état local.*

Les auteurs de la méthode ont obtenu des résultats analogues, dans des cas semblables. Ils y font allusion dans leurs deux publications de la *Semaine médicale.*

« Dans les vastes carcinomes ulcérés, disent-ils, la mixture arsénicale alcoolisée peut être employée en applications externes à titre de moyen palliatif, car elle procure un peu de *soulagement* aux malades et *dissipe presque complètement l'odeur horrible* qui s'exhale de leurs plaies. » On sait combien dans ces cas toute thérapeutique est désespérante.

M. Courtin dans une observation communiquée à la Société de médecine et de chirurgie de Bordeaux, octobre 1897, fait aussi remarquer la *disparition rapide de la fétidité* dans un cancer traité par la méthode de Cerny.

Une des malades dont nous rapporterons plus loin l'observation, présentait trois ulcérations cancéreuses de la face, assez étendues, couvertes de sanies abondantes et horriblement fétides. Le traitement fut institué sans grand espoir par suite d'une légère adénite sous-maxillaire attribuée tout d'abord à l'épithélioma. *Les sanies et la fétidité furent très rapidement supprimées.* La malade a guéri et la guérison se maintient depuis plus d'un an comme on le verra. L'adénite n'était pas d'origine cancéreuse. Elle pouvait avoir plusieurs origines, entre autres la carie des dents, et les abcès péri-alvéolo dentaires que présentait la malade. Mais ne pourrait-on pas supposer que cet engorgement ganglionnaire qui a disparu était dû aux infections secondaires développées à la surface du cancer, à ces microbes qui, comme on le sait aujourd'hui, trouvent dans les plaies cancéreuses un bon milieu de culture et y acquièrent une grande virulence. Il est légitime, il nous semble, de penser que cette flore microbienne si variée et si virulente, doit retentir plus vite sur le système ganglionnaire que ne le fait un cancroïde à évolution lente. Un léger engorgement ganglionnaire ne serait pas toujours alors une raison suffisante pour rejeter le traitement médical dans le cancer. L'action de cette riche flore microbienne n'est pas complètement à dédaigner, et le pouvoir antiseptique de la solution arsenicale alcoolique qui la combat constitue encore un avantage de la méthode de Cerny.

MODE D'ACTION.

Quel est le mécanisme suivant lequel agit le mélange proposé par Cerny et Truneček ?

L'agent le plus efficace, disent-ils, est évidemmen l'acide arsénieux, mais l'alcool éthylique contenu dans la mixture joue également un rôle important vis-à-vis du processus de mortification du cancer. Quant à l'eau distillée, elle ne figure dans la préparation que pour atténuer les effets de l'alcool sur les tissus.

Jusqu'à ce qu'on ait trouvé une explication meilleure, ajoutent-ils, nous pensons donc que l'acide arsénieux pulvérisé, mis en présence d'alcool éthylique et de sang frais, se combine avec les éléments cancéreux pour former un albuminate et déterminer ainsi la nécrobiose du tissu néoplasique. Il se passe là un phénomène de coagulation ; les substances liquides disparaissent des cellules et il en résulte une véritable momification.

Employé comme moyen palliatif dans les vastes ulcérations cancéreuses, le mélange de Cerny agit aussi comme antiseptique. Il s'oppose au développement de cette riche flore microbienne que nous avons vu apparaître sur les cancers. Dans ces cas d'ulcérations cancéreuses étendues, il est impossible d'admettre que l'arsenic ne soit pas en partie absorbé au niveau des plaies. Les auteurs de la méthode, sans jamais l'avoir constaté, redoutent pourtant l'intoxication et recommandent de surveiller attentivement le malade. Cette absorption d'arsenic au niveau des plaies peut constituer un avantage de la méthode à condition que le malade soit scrupuleusement surveillé afin d'éviter l'intoxication. Billroth ne déclare-t-il pas que si jamais on n'a vu guérir un cas avéré de cancer par l'usage interne de cette substance, on observe fréquemment sous son influence une amélioration ? Von Esmarch est du même avis, et il a pu prolonger ainsi d'une façon notable l'existence de sujets cancéreux.

Cette action de l'arsenic n'a rien d'invraisemblable. N'a-t-on pas vu, cette année, combien ce médicament était bien toléré, même pris à haute dose, sous la forme de cacodylate de soude, et n'a-t-on pas constaté son action puissante dans les affections les plus diverses, notamment dans les maladies cutanées graves.

RÉSULTATS

Nous avons réuni 56 observations.

Dans 40 de ces observations, on verra que la guérison a été obtenue. Plusieurs de ces malades ont été revus un an après et ils ne présentaient pas de récidive.

Dans 13 cas la méthode a échoué.

Enfin, nous classons à part 3 observations de malades présentant des cancers non susceptibles de guérison, chez qui la méthode n'a été employée que comme palliatif. Dans ces trois cas la méthode a donné à ce titre de bons résultats.

Nous nous permettrons de faire remarquer ici que dans l'observation II des cas défavorables, la méthode de Cerny ne pouvait être employée que comme palliatif. On ne pouvait pas lui demander la guérison d'un cancer qui avait dévoré la moitié de la face, la commissure labiale droite, détruit l'aile du nez du même côté, et était accompagné de masses ganglionnaires énormes.

OBSERVATIONS FAVORABLES

Observation I

Cerny et Trunecek. Semaine médicale, 5 mai 1897.

Ce cas concerne une femme âgée de 81 ans, née à Jistebnice, en Bohême. Elle n'a jamais été malade et on ne relève aucune particularité dans ses antécédents héréditaires. Elle a vu se développer il y a 7 ans dans le sillon naso-labial gauche une pustule suivie plus tard d'une petite croûte qui ne pouvait guérir et ne faisait que s'accroître au point que la patiente dut se faire admettre à la clinique chirurgicale de M. Gussenbauer, alors professeur à Prague. On porta le diagnostic de cancer épithélial, mais la malade ne voulant pas se laisser opérer, on la congédia. Son ulcération augmenta, elle retourna voir le chirurgien qui alors refusa d'intervenir à cause du grand âge de la malade. Elle vint nous consulter. Notre traitement fut institué en avril 1895, et au bout de trois mois, la femme était complètement guérie, ne présentant plus qu'une perte de substance irréparable, le cancer n'ayant commencé à être traité qu'à une période déjà avancée de son développement.

La malade mourut 6 mois plus tard d'une pneumonie, la lésion n'avait pas récidivé.

Observation II

Cerny et Truneck, même article.

Il s'agit ici d'un ouvrier âgé de 73 ans, né à Jikev en Bohême. Aucune maladie antérieure, aucun antécédent héréditaire à noter. En 1893, cet homme remarqua qu'il lui était survenu à environ un centimètre au-dessus de la pointe du nez une petite pustule dont le développement progressif finit par l'inquiéter. Il entre à l'hôpital de Nymbrak, on diagnostique un cancer, on pratique l'exérèse, mais au bout de peu de temps le mal reparaît. On veut l'opérer à nouveau, le malade s'y refuse, on tente l'application de pâtes qui ne donnent aucun résultat.

Il se confie à nous, et nous commençons notre traitement aussitôt (novembre 1895). Deux mois amènent la guérison de l'ulcération qui avait au début trois centimètres de diamètre. Il ne reste au-dessous de la cicatrice cutanée qu'une petite dépression osseuse.

Un an après le malade revu ne présente pas de récidive.

Observation III

Cerny et Truneck, même article.

Femme de 64 ans, née comme les deux autres en Bohême, veuve d'un mari mort de cancer ou de tuberculose. Rien à noter dans les antécédents héréditaires ni personnels. Il y a 3 ans une pustule se développe sur le nez, suivie de la formation d'une croûte dont les dimensions allèrent en augmentant malgré la variété des traitements mis en usage. Elle entre à l'hôpital général de Prague, mais s'y refuse à toute opération. Sortie, elle essaie encore de nombreux traitements et finalement elle se confie à nos soins. Sur le nez on remarque une ulcération de forme ovalaire, à bords indurés, recouverte par places de petites croûtes. Notre traitement est institué en mai 1896. Deux mois après, les éléments cancéreux étaient complètement détruits, et un mois plus tard, la surface bourgeonnante qui subsistait à leur place était recouverte de peau saine. Il ne restait qu'une légère dépression au niveau du point où avait siégé la néoplasie.

Aucune récidive ne s'est reproduite après 3 ans.

Observation IV

Communication de Borde à la Société de médecine et de chirurgie de Bordeaux (Juillet 1897).

Epithélioma de la face du volume d'une cerise. Enlevé aux ciseaux, il se reproduisit rapidement. On l'enleva alors une seconde fois, et après ablation on fit une application de la solution arsenicale de Cerny et Truneček. Le lendemain la surface était recouverte d'une croûte jaunâtre avec pus au-dessous; elle est enlevée et une nouvelle application est faite. Cette manœuvre est renouvelée tous les deux jours, et l'on assiste à la diminution progressive de la plaie et à la guérison complète.

Observation V

Communication du Docteur Davezac à la Société de médecine et de chirurgie de Bordeaux (Octobre 1897).

La malade que je présente est une pensionnaire de Pellegrin, âgée de 83 ans, qui portait depuis environ un an sur l'aile gauche du nez une ulcération épithéliomateuse de 8 mm. à peu près. Comme elle répugnait à toute opération, je dus me contenter d'appliquer des topiques externes et bientôt après d'essayer de détruire au thermo cautère la partie saillante de l'ulcération;

mais l'escharre détachée, la plaie bourgeonnait à nouveau et s'étendait même davantage. Mon collègue le Docteur Chavanne enleva au thermo-cautère toute l'ulcération, mais en creusant plus profondément que je l'avais fait. Cette intervention n'eut pas plus de succès. J'appliquai alors le traitement de Cerny-Truneček ; les applications ont été faites régulièrement tous les jours, puis tous les deux jours ; la tumeur s'est d'abord aplatie, les bords ont pris l'aspect d'une rosace qui semblait se froncer à mesure que la guérison avançait.

J'ai pu arriver à la disparition complète de la lésion.

Observation VI.

Communication du Docteur Hermet. Société de Dermatologie et syphiligraphie (Mars 1898).

Le malade présenté était atteint d'un épithélioma de la face traité sans succès par le chlorate de potasse. Agé de 70 ans, il est très vigoureux sans antécédents méritant d'être signalés. Vers l'âge de 35 ans, il s'aperçut qu'il avait au niveau de l'os malaire un petit bouton d'une forme et d'une consistance banales qui resta 30 ans sans subir de modifications. C'est alors que sous l'influence de grattage de médication bizarre ce *noli me tangere* s'ulcéra.

De petit diamètre d'abord, progressant lentement, avec des alternatives de cicatrisations spontanées, l'ulcération au mois de février 1897 commença à prendre des proportions inquiétantes, et sur les conseils de M. le Docteur Hutinel, le malade alla consulter M. le Docteur Brocq qui pratiqua des cautérisations au chlorate de potasse. Les résultats ne furent pas satisfaisants et M. Brocq conseilla une intervention. Le malade s'y refusa catégoriquement. C'est alors qu'on tenta le traitement par la méthode de Cerny-Truneček. Il ne réussit pas, faute de n'avoir pas été dirigé exactement comme il convenait.

A Prague le traitement fut réinstitué sur le malade et donna les meilleurs résultats. Le premier badigeonnage fut fait le 31 octobre 1897. Quelques bourgeons charnus parurent le 31 décembre, un badigeonnage trop copieux les détruisit, mais ils firent leur réapparition le 1er janvier 1898. Il avait été fait environ 40 badigeonnages. A partir du 2 janvier, la plaie est pansée avec de la poudre d'iodoforme et de la gaze iodoformée. Un mois plus tard 2 février la cicatrisation était complète.

Observation VII.

Monseret. Montpellier médical, avril 1898

Adèle G..., 78 ans, de santé robuste sans tare organique, ni antécédents héréditaires.

Entre à l'hôpital dans le service de Brousses pour un cancroïde siégeant à la partie postérieure et latérale gauche du nez au voisinage de l'angle interne de l'œil. La lésion qui a débuté par une petite tache brune a mis 8 ans à évoluer. On a essayé sur elle il y a un an, le traitement par le bleu de méthylène, le mal a semblé empiré sous cette influence. Le chlorate de potasse réussit mieux, mais la malade abandonna le traitement. Le 26 juin elle entre à l'hôpital. La lésion est constituée par une croûte épaisse de plusieurs millimètres, stratifiée, noirâtre et ovalaire avec un prolongement vers l'angle interne de l'œil. Pas d'adénopathie. On fait tomber la croûte à l'aide de cataplasmes ; après toilette antiseptique on fait un premier badigeonnage avec la solution à 1 pour 150, et on laisse la plaie à découvert. Une croûte se forme brune et épaisse.

Le 8 juillet, on applique une solution à 1 pour 6.

Le 23 juillet, on arrache la croûte sans difficulté. La plaie qui en résulte est bourgeonnante, rouge vif.

On recommence le travail ; l'escharre se forme moins épaisse ; après sa chute, 20 août, il reste une plaie de bon aspect.

On reprend les applications néanmoins à cause de quelques points douteux. Le 16 septembre, la croûte se détache aisément. La cicatrisation s'opère et la malade sort au bout de quelques jours complètement guérie.

Après 6 mois, la guérison s'était maintenue.

Observation VIII

Communication de Voron et Jaboulay à la Société des sciences médicales de Lyon (98).

Le malade était porteur d'un épithélioma de la face, à marche lente et relativement bénin, situé à la région temporale et à la partie la plus inférieure du front. La dimension était un peu supérieure à celle d'une pièce de 5 francs. Le fond en était violacé laissant écouler un liquide sanieux, les bords irréguliers laissaient voir un liseré d'envahissement très net. De plus près de l'angle interne de l'œil droit, il existe une petite ulcération de la dimension d'une tête d'épingle. Pas d'adénopathie.

Les badigeonnages d'acide arsénieux en solution furent faits quotidiennement du 12 mars au 6 avril. Chaque fois, la plaie était laissée sans pansement. Les douleurs étaient assez vives.

Une escharre se forma et à sa chute on constata un commencement de cicatrisation sur les bords de la plaie.

Le 6 avril, le malade quitta l'hôpital pour continuer le traitement chez lui ; l'ulcération n'avait plus à ce moment que les dimensions d'une pièce de 2 francs. Quelque temps après, le malade se représentait complètement guéri.

En somme le résultat du traitement a été aussi satisfaisant que possible. La durée du traitement a été de un mois et demi.

Observation IX.

Epithélioma superficiel nummulaire de la région temporale. — Traitement par la solution arsénicale à 5 p. 100 (*Th.* Pascal, Montpellier, 98).

Jeanne X..., âgée de 57 ans, présente sur divers points de la face, des plaques de crasse sénile. Sous quelques-unes faciles à décoller on trouve une petite surface grenue. — A la région temporale gauche existe une ulcération, par points lisse, ailleurs grenue avec quelques petites fissures. Cette ulcération a les dimensions d'une pièce de 1 fr. Pas d'engorgement ganglionnaire.

Le 10 avril 1897, application d'un petit tampon de coton hydrophile imbibé de la solution de Cerny-Trunececk au 100me ; l'application dure dix minutes.

3 jours après application semblable, qui est renouvelée deux fois encore tous les 3 jours. Dans l'intervalle des applications poudre de talc.

3 semaines après la dernière application, c'est-à-dire vers le 15 mai, l'escharre épaisse de 3 millimètres se détachait et au-dessous une cicatrice rose se formait.

En avril 1898, la guérison persistait.

Observation X.

Auto-observation du docteur C..., lue par Hermet à la Société de dermatologie et de syphiligraphie (juin 1898).

L'épithélioma du sillon naso jugal débuta en 1891. En 1891, l'ulcération avait la largeur d'une grosse lentille. En septembre de la même année je fus opéré par le docteur A. Darier, qui préconisait le bleu de méthylène comme spécifique du cancroïde : deux cautérisations au thermocautère, plusieurs avec une solution assez concentrée d'acide chromique, application sur la plaie de bleu de méthylène, deux greffes épidermiques amenèrent la cicatrisation en un mois et demi environ. Toutefois une croutelle centrale grosse comme une tête d'épingle restait, elle fut le point de départ d'une récidive 6 mois après.

Fin 1895, j'eus l'occasion de consulter M. le docteur Besnier. Son diagnostic fut épithélioma superficiel à tendance cicatricielle. Comme traitement, abrasion par un chirurgien au thermo-cautère.

L'opération ne fut pas faite.

En 1896, une ulcération apparait à la partie inférieure du dos du nez. En 1897, une nodosité apparait à la tempe gauche et s'ulcère bientôt.

Vers le milieu d'avril 1898, à la suite d'un violent accès d'influenza, les deux ulcérations s'enflammèrent et prirent en 24 heures une grande extension.

M. le Professeur Fournier m'adressa au Docteur Hermet pour que le traitement de Cerny-Truneček me fut appliqué. M. Gaston par une biopsie confirma le diagnostic épithélioma.

Traitement. — Le 6 mai 1898, au moyen de tampons imbibés d'eau boriquée et maintenus sur les ulcérations, on fait tomber les croûtes.

On badigeonne *larga manu* et par 3 fois avec une solution au 150me. Il en résulte de la chaleur et une cuisson peu douloureuse calmée d'ailleurs par l'évaporation au soufflet de Richardson. La douleur diminue graduellement dans les heures qui suivent.

Une zone inflammatoire peu étendue entoure l'ulcération, coryza abondant et cuisson de la narine.

Le 7 mai, l'inflammation périphérique a presque disparu. Nouveau badigeonnage avec la solution au 150me. Réapparition de l'œdème de voisinage, plus marqué que la veille.

Les cautérisations suivantes sont faites avec des solutions de plus en plus concentrées.

L'ulcération du sillon a été cautérisée 14 fois ; celle du dos du nez 12 fois.

A partir du 20 mai, les plaies sont traitées par la poudre d'iodol et la cicatrisation a lieu pour la plaie du sillon en 14 jours et pour celle du dos du nez en 8 jours.

Observation XI.

Recueillie dans le service de M. le professeur Estor, de Montpellier, par M. Jeanbrau, interne (*Thèse*, Pascal).

M. J..., 79 ans. Aucune maladie antérieure. Mais le malade est un alcoolique, qui a toujours fumé une pipe a court tuyau.

Il y a six mois une petite tumeur paraît à la commissure labiale gauche. Il vient consulter le 3 juillet 1897.

La tumeur est grosse comme une noisette, bourgeonnante, recouverte de croûtes facilement décollables. La base de cette tumeur est indurée. Pas d'adénopathie.

On fait des badigeonnages avec la solution hydro-alcoolique au 150e., au bout de quinze jours plus tard à une solution à 1 pour 80.

L'escharre tombée, on scarifie vigoureusement la surface bourgeonnante laissée par sa chute, et on continue d'appliquer les solutions fortes.

Dans les premiers jours d'août, la tumeur est réduite au tiers de son volume primitif. Les bords se sont affaissés.

En septembre la tumeur a entièrement disparu.

Le 1er juillet 1898, c'est-à-dire plus de 10 mois après, la guérison s'est maintenue.

Observation XII.

Communiquée par M. Brault à la Société de dermatologie et de syphiligraphie (juin 1898).

Il s'agit d'un commandant en retraite atteint de cancroïde de l'aile gauche du nez. Tous les traitements essayés sur lui ont échoué. On le soumet à la méthode de Cerny-Trunecek. Il procède *lui-même* aux applications arsénicales et se présente une fois la semaine à l'hôpital du Dey.

La cicatrisation est obtenue en dix semaines. Un an après, la cicatrisation est restée intacte.

Observation XIII.

Prise dans le service du Dr Brousses (*Th.* Pascal).

Mme Ch. de F..., 58 ans, consulte le 5 février 1896, pour un épithélioma verruqueux du nez, développé depuis un an sur une verrue plate séborrhéique. La malade porte du reste quelques verrues semblables sur le visage.

La tumeur siège sur la face latérale droite du nez, à un centimètre au-dessous et en dedans de l'angle interne de l'œil ; elle a les dimensions d'une pièce de 50 centimes. Elle est recouverte d'une croûte brunâtre, sèche, saillante, en forme de corne.

On a essayé sur elle deux traitements : 1° traitement interne à l'arsenic, traitement local au chlorate de potasse ; 2° cautérisations à l'acide chromique au 10e.

Sous l'influence de ces deux traitements successifs, on a observé une amélioration, mais pas de guérison complète.

Application de la méthode de Cerny.

28 novembre. — Premier badigeonnage, on en fait un tous les jours, d'abord avec une solution à 1 pour 150, puis avec des

solutions plus fortes. Au bout d'un mois pas de changement. On provoque la chute de l'épiderme qui recouvre la tumeur par le chlorate de potasse et l'acide chromique, ce qui demande quinze jours.

On reprend alors les applications arsénicales, qu'on répète tous les deux jours, puis qu'on ne fait plus que deux fois la semaine.

L'ulcération se déterge, bourgeonne, les bords végétants sont détruits, la cicatrisation s'opère normalement et, au commencement de mai, la malade peut être considérée comme définitivement guérie.

Dans cette observation, le résultat final a été favorable, mais n'a été obtenu qu'après un temps assez long (5 mois). Cela a tenu ici à deux causes : 1° à ce que la tumeur épithéliomateuse n'était ulcérée que sur une étendue restreinte ; et 2° à ce qu'elle avait envahi la peau dans sa profondeur.

Observation XIV.

Gastou et Haury (communiqué à la Société de dermatologie et de syphiligraphie, novembre 1898).

M. Th..., âgé de 54 ans, présente depuis six mois une lésion ulcéreuse de la racine du nez, pour laquelle il vient consulter à l'hôpital Saint-Louis.

Cette ulcération est constituée par deux parties circulaires unies entre elles par une bande longitudinale.

Un des cercles occupe la racine du nez dont il déborde la face antérieure, l'autre cercle est immédiatement en rapport avec l'angle interne de l'œil gauche. Chacun d'eux est le résultat d'une ulcération nettement circonscrite, à bord à pic formant bourrelet, le fond est formé d'un tissu bourgeonnant et couvert de pus étalé en nappe. L'affection n'est pas douloureuse. En présence de l'extension continue, le malade, qui n'a pas consenti à l'ablation, accepte les applications d'acide arsénieux, suivant la méthode de Cerny-Trunecek.

Ces applications ont été au nombre de sept et pratiquées ainsi :

Trois jours de suite, badigeonnage avec solution d'acide arsénieux au 150me.

Les deux jours suivants, avec une solution au 150me.

Puis deux jours, avec une solution au 50me.

Il survint alors une conjonctivite tellement intense, que le malade fut obligé de cesser tout traitement actif pendant 8 jours.

Une croûte s'était formée pendant ce laps de temps. Après qu'elle eut été enlevée, des pansements à l'iodoforme et des pulvérisations journalières amenèrent rapidement le bourgeonnement des plaies et aujourd'hui, quoique les badigeonnages aient été peu fréquents, le malade ne présente qu'une petite ulcération à peine visible, vers la racine du nez.

Observation XV.

(Observation prise par M. Bassal, interne de M. Dupau à l'Hôtel-Dieu de Toulouse (*Th.* de Boué).

Epithélioma de la face chez la femme X..., âgée de 69 ans. Entrée le 28 juin, sortie le 2 août 1898.

Antécédents héréditaires nuls.

Antécédents personnels. Pas de maladies antérieures.

Il y a deux ans, la malade se brûle à l'angle du maxillaire inférieur gauche avec de la graisse bouillante. La malade garde des traces violacées pendant un an. Elle met alors des cataplasmes qui amènent la formation d'une croûte que la malade veut enlever.

Depuis la tumeur a augmenté petit à petit. La malade y met de la pommade pour les cheveux. Voyant que la tumeur ne disparaît pas, elle consulte un médecin qui ordonne une pommade qui n'eut d'autre résultat que celui de calmer les douleurs.

Etat actuel. — Au niveau de l'angle du maxillaire gauche, on voit un gros champignon étalé, fongueux, purulent, de huit centimètres de hauteur sur onze de largeur, envahissant le coin de la joue et un peu le lobe de l'oreille. En bas il dépasse de deux centimètres l'angle de la mâchoire inférieure.

Le 2 juillet. — Opération. Enlèvement du champignon à la curette tranchante, la surface d'implantation apparaît alors de six centimètres de hauteur sur quatre de largeur.

Le lobule est un peu pris à son point d'insertion, le reste de l'oreille est indemne.

Pansement à l'acide arsénieux et collodion.

Le 6, changement de pansement. La plaie est lisse, rosée et saigne en deux ou trois points à peine.

Le 11, le pansement est renouvelé, quelques bourgeons apparaissent ; ailleurs l'épiderme tend à se reformer ; poudre de camphre.

Le 13 application d'acide arsénieux.

Le 18, les 23, 25, 27, 29, 31, 1er et 2 août, on continue le traitement, la cicatrisation se fait petit à petit. On voit l'épiderme se former.

La malade ne veut plus rester. Elle part avec deux ou trois petits points non guéris, mais tout le reste de la plaie est très bien cicatrisé.

Observation XVI

Service du Dr Baylac. Toulouse (*Th.* Boué).

Bernardine D..., 72 ans, chiffonnière.

Rien d'important à signaler dans ses antécédents héréditaires ou personnels.

A eu cinq enfants bien constitués.

Bonne santé habituelle malgré des excès alcooliques. A l'âge de 18 ans, à la suite d'un traumatisme, cécité complète de l'œil gauche et atrophie du globe oculaire consécutive.

Vers l'âge de 67 ans, apparition d'une tumeur épithéliomateuse au niveau de l'apophyse malaire gauche qui s'est accrue et a gagné le bord libre de la paupière vers l'angle interne de l'œil en déterminant un ectropion très accusé.

En 1887 cette tumeur avait un aspect végétant et ulcéreux, elle formait une saillie au-dessus des téguments voisins ; elle avait les dimensions d'une pièce de 5 francs environ. Vers l'angle inférieur de la mâchoire adénopathie légère.

Pendant 3 mois on a fait des applications quotidiennes de la solution à 1 p. 150. Sous l'influence de ce badigeonnage, la tumeur a diminué d'étendue et de hauteur, les bourgeons se sont affaissés ; les parties voisines ont repris un aspect à peu près normal, l'ectropion a considérablement diminué.

Le mauvais caractère de la malade, son manque de docilité ont empêché de continuer le traitement. L'amélioration obtenue a persisté pendant six mois, et l'épithélioma a repris sa marche envahissante. La malade succombe à la suite d'un accident au mois de mars 1897.

Comme résultat, grande amélioration et arrêt du développement de la tumeur.

Observation XVII.

Prise par le Dr Clavelié de Toulouse et communiquée à M. Boué (*Th.* Boué).

Mme Anna B..., 57 ans.

Epithélioma circulaire de 2 cent. de diamètre environ, dont le début remonte à 3 ans. Il siège sur la partie médiane de la paupière inférieure. Le bord supérieur affleure presque le bord libre de la paupière.

La malade a subi plusieurs grattages et un de nos confrères a même essayé, dit-elle, le bleu de méthylène. Aussi refuset elle de l'essayer à nouveau. Nous décidons alors d'employer la méthode de Cerny-Trunecek.

Emploi des compresses chaudes, nettoyage, application de la solution au 150e.

La première croûte se détache au 9e jour.

Application de la solution au 100e.

La deuxième croûte tombe le 7e jour.

Application d'une troisième solution à 1 p. 50.

La croûte tombe le 6e jour.

Nous avons fait encore quelques applications de cette même solution jusqu'à la chute d'une quatrième croûte (6e jour).

Puis des pansements à l'iodoforme et au salol à parties égales. La plaie était parfaitement cicatrisée au bout de 10 jours.

Pas de rétraction cicatricielle sensible.

Revue 2 mois après, le résultat est toujours parfait.

Cette malade a été guérie de son épithélioma en un mois et quelques jours.

Observation XVIII

Extraite du *Giornale italiano del malattie venere e della pelle*

Femme de 60 ans, cardiaque, épithélioma de la joue gauche, ulcération à bords relevés et durs, irrégulièrement taillés à pic, à fond granuleux rouge, un peu surélevée par rapport à la peau saine. On débute par la solution de Cerny-Trunecek à 1 pour 150, puis on passe tout de suite à la solution au 50e; mais en voyant la lenteur de simples badigeonnages, on les abandonna et on les remplaça par un morceau de coton imprégné de la solution forte et maintenu par un petit bandage. Douleurs vives mais tolérables, cessant au bout d'une demi-heure.

L'escharre tombée, pansement à l'iodoforme, guérison complète au bout d'un mois.

La malade revient 11 mois plus tard pour y mourir de son insuffisance mitrale : il n'y avait aucune trace de récidive.

Observation XIX

Mibelli

Femme de 76 ans. Elle présente sur le côté gauche du nez une lésion circulaire d'un centimètre de diamètre. Au-dessous de la croûte on trouve une érosion superficielle, à bords surélevés et un peu durs ; la maladie remonte à plus d'un an.

Traitement par les lavages avec une solution de permanganate de potasse, et par une application d'emplâtre à l'acide salicylique, amélioration, mais non guérison. Six mois plus tard la lésion recommence à s'étendre, et après cinq mois elle est grande comme une pièce de deux centimes, discoïde, surélevée et infiltrée, la croûte recouvre une véritable ulcération à fond sanieux.

Pas d'adénopathie ganglionnaire.

Traitement par la solution arsénicale forte à 1 pour 50, application au moyen d'un tampon recouvert de gutta-percha laminée et fixée par du collodion. L'application est répétée tous les jours jusqu'à la chute de l'escharre qui a lieu le cinquième jour.

Au bout d'un mois, tout était cicatrisé ; cinq mois après pas de récidive.

Observation XX.

Mibelli

Femme de 51 ans ; sur la joue droite immédiatement au-dessus de la paupière inférieure, petite ulcération circulaire grande comme une pièce de deux francs, à bords surélevés très durs. A son centre une grosse croûte noire recouvre une ulcération profonde à bords irréguliers. Pas d'adénopathie.

Pour le traitement, Mibelli utilise la solution suivante :

Acide arsénieux........................ 1 gramme

Éther............................ }
Alcool........................... } aà 25 gr.

Trois autres applications moins douloureuses. Après cela, l'ulcération apparaît beaucoup plus étendue que la tumeur primitive; elle est régulièrement circulaire et grande comme un sou, le fond est gris noirâtre, friable. Il se forme une escharre qui s'enlève en bloc. La médication arsénicale est suspendue pendant 4 jours, il ne restait plus qu'un point douteux sur lequel on fit une seule application. La dernière escharre tombe après une semaine. Comme il restait un peu d'induration des bords, on y fit un badigeonnage avec la solution arsénicale. Quarante jours après le début du traitement, il ne restait plus qu'une petite érosion comme un centime au milieu d'une cicatrice régulière.

Cette cicatrice présentait à l'angle interne un petit soulèvement sur lequel on fit une application. Un mois plus tard la guérison était complète et deux mois après la cicatrisation était apparente.

Observation XXI.

Service du professeur Audry (Hôtel-Dieu de Toulouse,)
Thèse Boué.

Jean Bapt..., cultivateur, 70 ans, sans antécédents héréditaires ni personnels.

La maladie actuelle a débuté en novembre 1896 sur la face postérieure et interne du lobule de l'oreille gauche. Elle a commencé par des croûtes accompagnées de démangeaisons, puis a paru l'ulcération.

A son entrée qui a lieu le 10 mars 1899 (salle Besnier), le malade présente dans la région indiquée, entamant le sillon rétro-auriculaire, une vaste ulcération ayant à peu près les dimensions d'une pièce de 2 francs. Elle est irrégulièrement circulaire, à bords surélevés et déchiquetés, à fond sanieux, les cartilages semblent être indemnes, il n'y a pas d'adénopathie.

L'excision d'un bourgeon des bords fournit un fragment dont

l'examen histologique a montré qu'il s'agissait bien d'un épithélioma à petits lobules disséminés dans une atmosphère conjonctive abondante et fortement infiltrée.

Du 11 au 24 mars, le malade a subi 11 badigeonnages.

La formation et la chute de l'eschare se sont produites comme d'habitude.

Le 10 avril, le malade demande à partir. A ce moment il n'existait plus traces apparentes de la néoplasie ; mais l'énorme perte de substance résultant de l'action du topique n'était pas encore comblée ; il restait une surface arrondie de très bonne apparence en voie de cicatrisation active. On peut considérer le résultat immédiat comme excellent.

Observation XXII.

Prise dans le service du Dr Baylac, Toulouse (*Thèse* Boué).

Mme P..., 67 ans, ménagère.

Au niveau de l'apophyse molaire du côté gauche existe une petite tumeur épithéliomateuse, arrondie, du volume d'une noisette.

Sur le cou, deuxième tumeur de même nature plus étendue, limitée en avant par le sterno-cleido-mastoïdien. Sur la tumeur, vaste ulcération ovalaire de 4 centimètres sur 2.

En avril, mai et juin, badigeonnages quotidiens avec la solution au 150e.

Les tumeurs diminuent de volume, et les croûtes qui les recouvrent tombent.

La tumeur de la joue est réduite de moitié, celle du cou a également diminué.

Amélioration sensible, la malade n'a pas été suivie.

Observation XXIII.

Prise dans le service du professeur Badal par M. Ginestous, interne (*Gazette heb. des Sciences méd. de Bordeaux*, 1898).

Jean A..., cuisinier, 71 ans, se présente à la consultation de M. le professeur Badal en nov. 97.

Son père est mort d'un cancer de la région dorsale. Rien de particulier dans ses antécédents personnels.

Il y a 3 ans, A... a vu se développer sur le nez, au niveau de la commissure interne de l'œil droit, un petit bouton qui fut rapidement guéri par une cautérisation. En septembre 1897 la tumeur reparaît, le malade se présente à la consultation.

Au niveau de la commissure interne de l'œil droit, papule de la grosseur d'un pois, légèrement ulcérée au centre, ne gênant nullement les mouvements de la paupière.

Le traitement de Cerny-Trunecek est commencé. Les applications sont faites tous les jours. Douleurs assez vives mais supportables.

Le 12 novembre une croûte jaunâtre s'est formée, elle devient tous les jours plus foncée et le 17 elle tombe.

On reprend les badigeonnages sur l'ulcération. Une nouvelle croûte se forme et se détache le 26 novembre.

Observation XXIV

(Ginestous. *Loco citato*).

Jean D..., 63 ans, cultivateur, se présente à la consultation le 17 mars 98. Un frère mort d'un cancer du nez. Dans ses antécédents personnels rien de particulier : pas de syphilis, pas d'alcoolisme.

En 1893, a eu un petit bouton gros comme un grain de plomb sur la paupière inférieure gauche. On en pratique l'exérèse, tout va bien jusqu'en février 98. A cette époque récidive.

Il existe une petite ulcération s'étendant à la partie médiane du bord palpébral de la paupière inférieure gauche dans une étendue de 1 centim. et demi.

Le traitement est commencé le 22 mars, guérison fin avril.

Observation XXV

(Ginestous. *Loco citato*).

Pierre J..., 50 ans, cultivateur, se présente à la consultation le 26 janvier 1898.

Un de ses oncles est mort d'un cancer à la lèvre. Pas de syphilis, pas d'alcoolisme.

En février 1897, sans cause appréciable, il se développe une petite écaille au-dessous de la paupière inférieure gauche.

Au commencement de 1898, une écaille analogue se produisit sur le nez.

Le 26 janvier 1898, on voit : 1° sur la paupière inférieure gauche une ulcération de la dimension d'une pièce de 50 centimes, et 2° sur le nez une ulcération un peu plus petite. Pas d'adénopathie. Bon état général.

Le traitement, par la méthode de Cerny, est commencé le 31 janvier.

Guérison fin février.

Observation XXVI

(Ginestous. *Loco citato*).

Mme X..., ménagère, à l'hôpital Saint-André.

Rien dans ses antécédents, tant héréditaires que personnels.

Il y a 3 ans, en 1895, il se développa, à l'angle interne de l'œil gauche, un petit bouton de la grosseur d'un pois. Cette petite tumeur ne tarda pas à s'ulcérer et à acquérir les proportions qu'elle présente actuellement (10 février).

Examen de la malade : on voit une petite tumeur s'étendant de l'extrémité supérieure du nez à l'angle interne de l'œil gauche. Cette tumeur est rouge, irrégulière, légèrement ulcérée à la partie inférieure. Elle se divise en deux lobes, l'un externe, l'autre interne, séparés par une partie rétrécie. Si l'on cherche à relever la paupière supérieure, cette tumeur semble s'enfoncer du côté du globe oculaire par un prolongement. La malade déclare voir de l'œil gauche ainsi à peu près complètement recouvert par la paupière ; cependant, si on lui demande de compter les doigts, elle n'y arrive qu'imparfaitement.

Teinte jaunâtre. Rien au cœur, rien aux poumons, rien dans les urines.

16 février. — Une partie de la tumeur est enlevée avec les ciseaux et cautérisée au thermo-cautère, par M. le professeur Badal.

17 février. — La surface de la tumeur est jaunâtre.

Pas de pus. Pas d'hémorrhagie.

19 février. — La surface est légèrement recouverte de pus, elle est bourgeonnante. Première application d'acide arsénieux, douleur pendant une heure.

20 février. — Lavage au formol ; application d'acide arsénieux. Douleurs très vives au moment de l'application et pendant trois quarts d'heure.

24 février. — La douleur provoque une syncope. On modifie la formule ; en y ajoutant 1 gramme d'orthoforme, on peut ainsi continuer le traitement avec la solution au 150e.

26 février. — La malade déclare que la douleur est moins vive que les jours précédents. La plaie est recouverte surtout au niveau des bords d'une croûte jaunâtre.

27 février. — On enlève la croûte devenue brunâtre et on continue les badigeonnages.

28 février. — On élève le titre de la solution, on le porte à 1 pour 80.

1er mars. — Pas de douleur. L'ulcération a diminué d'étendue.

2 mars. — La plaie est recouverte de croûtes jaunâtres.

3, 4 et 5 mars. — On élève encore le titre de la solution, on le porte à 1 pour 70.

15 mars. — On enlève l'escharre, on badigeonne la surface bourgeonnante qu'elle laisse à sa place. La douleur est vive, mais elle est calmée par un badigeonnage d'orthoforme en solution dans la glycérine.

Orthoforme..................	0 gr. 05
Glycérine....................	4 —

Les cautérisations sont continuées jusqu'au 30, la surface ulcérée a considérablement diminué d'étendue, du tissu de cicatrice se forme sur les bords. La malade quitte l'hôpital et n'y reparaît plus.

Observation XXVII

(Cerny et Truneček. *Sem. méd.*, mars 1899).

Homme de 59 ans, robuste, sans antécédents, se présente en octobre 1898 avec une lésion cancéreuse de la lèvre inférieure. Notre traitement est institué ; on fait 3 ou 4 badigeonnages par semaine. 8 jours après le début du traitement, une première eschare tombe et quinze jours après, une seconde. Il reste une plaie bourgeonnante avec quelques bourgeons cancéreux que de nouveaux badigeonnages détruisent facilement.

Deux mois et demi après le début du traitement, la cicatrisation était complète.

Observation XXVIII

(Cerny et Truneček, *Sem. méd.*, mars 1899).

Homme de 54 ans. Carcinome de la lèvre inférieure. Pas d'adénopathie ganglionnaire. Ulcération peu étendue. Le traitement est institué : formation et chute de deux escharres, guérison rapide de la plaie qui subsiste après elles.

Observation XXIX (*Thèse* Boué).

Femme de 74 ans. Elle est soumise au traitement de Cerny-Truneček pour une ulcération située au milieu de la lèvre inférieure, et de la dimension d'une pièce de 50 centimes. La tumeur date de 6 mois, et n'a été soumise à aucun traitement. A partir du 8 mars, 5 jours de suite badigeonnage avec la solution au 150e.

Puis badigeonnage avec la solution au 50e.

Le 10, chute de l'escharre.

Le 27, chute de la deuxième escharre.

Le 29, on enlève une troisième croûte.

Le 9 avril, le malade ne présente plus qu'une petite plaie avec bourgeons charnus dont la guérison n'est qu'une question de jours.

Observation XXX (*Thèse* de Robillard).

B..., 52 ans, journalier. Rien de particulier dans ses antécédents.

Se présente en novembre 1898 dans le service de clinique de l'hôpital Saint-Louis pour une lésion ulcéreuse du front datant de plusieurs mois. L'ulcération siège un peu au-dessus du sourcil droit, elle a des dimensions un peu supérieures à celles d'une pièce de 50 centimes. Son contour est irrégulier, son fond légèrement saignant, ses bords épais et durs. Sur l'ulcération on remarque quelques croûtelles qui se détachent facilement.

Examen biopsique : amas épithélioïdes donnant à la néoplasie l'apparence d'une glande : les cellules épithéliales sont égales entre elles et bien groupées ; entre elles existent des masses de lymphocytes. Dans les amas épithéliaux ce ne sont pas des cellules cancéreuses habituelles, mais des cellules à noyaux ovalaires, oblongs ou allongés.

Au total : Amas épithéliaux et infiltration leucocytaire abondante. C'est un type épithélial à tendance carcinomateuse avec infiltration cellulaire.

Traitement par la méthode de Cerny. Les applications sont faites tous les jours, mais on passe rapidement de la solution faible à la solution moyenne, puis à la solution forte. On n'emploie guère la même solution que 2-à 3 jours. Les 3 eschares qui se forment successivement sont très adhérentes.

Guérison en 5 semaines. Reste une cicatrice déprimée près du sourcil.

Observation XXXI

(*Thèse* de Robillard)

F..., 62 ans. Epithélioma de la région intersourcilière. L'ulcération a la dimension d'une pièce de un franc, quand la malade se présente le 18 février.

Le début de la lésion remonte à 10 ans. A l'origine existait au point qui l'occupe une petite saillie recouverte de croûtelles noirâtres qui saignait au moindre attouchement. Une ulcération s'est produite sur cette tumeur, et depuis trois semaines cette ulcération s'est subitement étalée. Depuis un mois est survenue sur la face une éruption squameuse.

Biopsie : On remarque des amas et des boyaux épithéliaux séparés par deux sortes de tissus : α du tissu filamenteux avec cellules à gros noyaux allongés, β du tissu réticulé avec noyaux ovales de lymphocytes. Les amas épithéliaux sont constitués par des cellules régulières et très pressées. Tout à fait à la périphérie et jusqu'en dehors de la coupe, cellule à noyaux fragmentés. Peu de vaisseaux.

Le traitement est commencé le 25 février, il dure 2 mois et demi, mais la guérison est complète.

Observation XXXII

(*Thèse* de Robillard)

Veuve M..., 63 ans, ménagère, se présente dans le service de M. le professeur Fournier en mars, pour une lésion ulcéreuse du dos de la main droite. Il y a 6 mois la malade remarqua en cette région la présence d'un poireau, elle chercha à l'enlever avec ses ongles, il en résulta un écoulement peu abondant de sang noir. Depuis cette époque la tumeur et l'ulcération qui repose sur elle ont augmenté peu à peu.

Au moment où la malade se présente il existe une tumeur dure, surmontée d'une ulcération profonde, au niveau de l'extrémité inférieure du premier métacarpien. Et sur le nez on remarque un petit élément papillomateux.

Biopsie : quelques cellules à noyaux fragmentés, mais surtout amas de lymphocytes. Çà et là quelques cellules cylindriques. Digitations épidermiques papillomateuses. C'est un type verruqueux.

Le traitement est commencé fin mars, guérison complète au bout de quatre semaines.

Observation XXXIII

(*Thèse* de Robillard)

Marie T..., 59 ans, se présente à Saint-Louis, le 25 février 1898, pour une plaie ulcéreuse siègeant sur le front un peu à droite de la ligne médiane. La lésion a débuté il y a plusieurs mois, elle a aujourd'hui la dimension d'une pièce de deux francs. Il existe une large base d'induration, mais le tout est parfaitement mobile sur les os sous-jacents. Le contour de l'ulcération est irrégulier, le fond en est tomateux et laisse suinter un liquide de mauvaise odeur.

Examen histologique : les éléments épithéliaux sont peu nombreux, la plus grande partie de la coupe est occupée par des leucocytes de variétés nombreuses. C'est donc un type épithélial avec infiltration cellulaire très abondante.

1er mars. — La malade est soumise au traitement suivant la méthode de Cerny-Truneček. On commence par la solution au 100e, 3 jours plus tard on applique la solution à 1 pour 80. Une seule escharre se forme, et après sa chute la cicatrisation s'opère en quelques jours.

Le traitement a duré en tout quatre semaines.

Oservation XXXIV

(*Thèse* Robillard)

M. T..., 57 ans, a été opéré il y a 10 ans pour une petite tumeur qui occupait la racine du nez et qui semble avoir été un papillome d'après les renseignements fournis par le malade. Depuis 8 mois, T... a vu se reproduire la verrue qu'il avait fait enlever. C'est maintenant une saillie irrégulière rude au toucher, indolore, qui présente quelques fissures peu profondes. La base est à peine indurée.

Biopsie : Aspect d'un papillome épidermique avec dentelures très marquées, infiltration cellulaire très accentuée.

Le procédé de Cerny est employé à partir du 15 mars, un mois après il ne reste plus qu'une cicatrice blanchâtre.

Observation XXXV

(Docteur J. Brault).

Mme V..., 59 ans, porte un cancroïde ulcéré de la joue droite, tout près du sillon naso génien ; contrôle histologique, pas de ganglions.

L'affection qui date de 18 mois d'après la malade, a déjà été traitée par divers topiques. Application de la méthode de Cerny-Trunecek dans les premiers jours de novembre 1897. Cautérisations quotidiennes à la solution au 150e. Le traitement est cessé au bout de cinq semaines, pansement boriqué, guérison complète en un peu plus de sept semaines. *Huit mois plus tard la guérison ne s'était pas démentie.*

Observation XXXVI (résumée).

(Docteur J. Brault).

A..., jardinier au Fort-de-l'Eau, m'est adressé le 16 février 1898, il est porteur d'un épithéliome ulcéré de la paupière inférieure droite, le bord palpébral n'est pas détruit et il n'y a aucune propagation muqueuse. L'examen histologique confirme le diagnostic clinique, il s'agit d'un épithéliome des plus nets. Application de la méthode de Cerny, guérison complète en un peu moins de deux mois, où encore la solution au 150e a été seule appliquée.

Observation XXXVII

(Société de dermatologie).

Le 3 mai 1900, M. Barthélemy présente à la Société de dermatologie un malade âgé de 76 ans, porteur d'une vaste ulcération épithéliomateuse dont le début remonte à 17 ans.

L'ulcération avait deux vastes foyers se réunissant sur le vertex et allant d'une oreille à l'autre, mettant à nu les os du crâne dont plusieurs lamelles larges comme le creux de la main s'étaient nécrosées et détachées par plusieurs couches de lamelles feuilletées.

L'examen histologique de la tumeur avait été fait, le traitement de Cerny appliqué et la guérison obtenue.

Observation XXXVIII

(Personnelle).

P..., cultivateur, 71 ans. Bons antécédents héréditaires et personnels, parait bien moins âgé qu'il ne l'est, n'a jamais eu la syphilis, n'est pas alcoolique, ne fume pas.

Il y a sept ou huit mois, le malade remarque sur sa lèvre inférieure une petite crevasse qui ne guérit pas, cette crevasse s'agrandit, se recouvre de croûtes qui ne tardent pas à tomber et sont remplacées par d'autres.

Lorsqu'il entre à l'hôpital d'Alger, le 3 mars 1899, il présente une plaie large de 1 centimètre et longue de 3, occupant la muqueuse de la lèvre inférieure. Les commissures sont saines. La plaie est médiane et symétrique, parallèle au bord de la lèvre. Elle n'empiète pas sur la peau, bien qu'elle s'étende jusqu'à elle.

Pas de ganglions.

Biopsie. Eléments épithéliaux, mais surtout amas de lymphacytes.

Le traitement est commencé le 5 mars, guérison complète au bout de six semaines.

Observation XXXIX (personnelle).

Mme R.., 62 ans, présente des antécédents héréditaires et personnels sans intérêts.

Ni tuberculose ni syphilis.

Il y a 8 mois elle remarque sur le lobule du nez un bouton qui se recouvre de croûtes, les croûtes tombent, puis reparaissent, l'ulcération se montre et s'agrandit.

Le 16 février 1899, elle entre à l'hôpital. Elle présente sur le nez une ulcération indolore de la dimension d'une pièce de 50 centimes. Pas de ganglions.

Le traitement est commencé le 18, la guérison obtenue le 27 mars.

Au cours du traitement, les douleurs ont nécessité, chez cette malade, l'addition d'un gramme d'orthoforme à la solution arsénicale. Elle a ainsi très bien supporté les badigeonnages.

Comme dans l'observation précédente, l'examen histologique de la tumeur a montré des amas épithélioïdes, mais en très petite abondance et séparés par de larges travées de lymphacytes.

Observation XL (personnelle).

Mme V..., 71 ans, a un oncle, une tante, et un cousin germain qui sont morts de cancer de la face.

Les antécédents personnels sont bons.

Il y a 8 ans, un épithélioma apparaît sur sa joue droite.

Il y a 3 ans, un autre se montre à la racine du nez, un peu plus tard, c'est sur la joue gauche qu'il s'en développe un troisième.

Le 2 mars 1899, la malade se présente à l'hôpital, son aspect est repoussant, les ulcérations cancéreuses des joues les recouvrent, presque entièrement. Celle de la racine du nez heureusement est plus petite et se développe surtout vers le front.

Les plaies sécrètent une sanie abondante et une fétidité atroce.

La malade a essayé contre son affection le chlorate de potasse et la galvano-ponction qui ont échoué malgré plusieurs tentatives.

On hésite à prescrire le traitement de Cerny d'autant plus qu'il y a un léger engorgement ganglionnaire et que l'examen histologique montre un mélange presque équivalent d'éléments épithéliaux et d'éléments leucocytaires.

Le traitement est cependant institué.

Les douleurs obligent à avoir recours à l'orthoforme mais cessent avec son emploi.

L'état général de la malade s'est amélioré durant le traitement, les sanies et l'odeur ont disparu rapidement. La guérison est obtenue en trois mois. *La malade a été revue un an après. La guérison se maintenait.* Les anciennes ulcérations étaient remplacées par du tissu cicatriciel sain.

OBSERVATIONS DÉFAVORABLES.

OBSERVATION I (Résumée).

Courtin, Société de médecine et de chirurgie de Bordeaux (octobre 97).

Il s'agit d'un cocher atteint d'une ulcération épithéliomateuse du dos de la main et envahissant le pouce, l'index et le médius. J'employai le topique sous les trois formules; les applications en étaient douloureuses ; la fétidité disparut assez rapidement, les bourgeons grisâtres devinrent rosés, et il parut y avoir une tendance à la cicatrisation; mais au bout d'un mois et demi de traitement, toute amélioration cessa et on dut proposer au malade l'amputation du poignet. Il y eut donc diminution dans l'odeur de la suppuration mais pas de guérison définitive.

OBSERVATION II

Communication à la Société médicale de Nantes par les Drs Malherbe et Perrochaud (octobre 97).

Il s'agit d'une femme de 65 ans, ménagère, atteinte depuis 4 ans, d'un épithélioma de la face. Au début, elle portait une petite papule légèrement surélevée de la grandeur d'une pièce de vingt sous.

Cette papule siégeait à la racine du nez sur le côté droit. Au bout d'un an environ, on opère cette petite tumeur, et on fait une greffe dermo-épidermique pour combler la perte de substance. En 12 jours, la guérison est obtenue. Pendant 13 mois, aucun accident nouveau ne se produisit.

Mais un jour, cette femme se heurte violemment la joue au niveau de la paupière inférieure droite avec le manche de son balai. Aussitôt et fort rapidement, il se développe en ce point une petite tumeur du volume du pouce. La malade se fait opérer. Mais cette fois, la réunion par première intention ne se fait pas, et il en résulte une cicatrice profonde et douloureuse.

Quelques semaines après cette seconde intervention, une nouvelle production épithéliale se montre sur la commissure labiale droite devenue spontanément douloureuse.

Cette nouvelle tumeur évolue avec rapidité et en l'espace de 6 mois, le mal s'étend si largement qu'on ne peut songer à une troisième intervention chirurgicale.

La malade entre alors comme incurable à Saint-Jacques (juillet 97).

Toute la moitié droite de la face est envahie par le mal. La surface épithéliomateuse, ulcérée, bourgeonnante, couverte de sanie fétide, est le siège d'hémorrhagies en nappe fréquentes. La commissure labiale droite, l'aile du nez du même côté sont absolument détruites. La partie inférieure de la joue est œdémateuse, empâtée.

Dans la région sous-maxillaire, on sent des masses ganglionnaires engorgées. Du côté de la muqueuse de la joue et du plancher de la bouche, la tumeur a proliféré, la malade peut à peine ouvrir la bouche et ne se nourrit qu'à l'aide de substances liquides. L'œil disparaît entièrement derrière un bourrelet d'œdème formé par la paupière inférieure. L'état général est encore bon.

Le 25 juillet les premières applications arsenicales sont faites. La douleur, assez violente, dure d'abord toute la journée ; mais au bout de quelques jours elle devient passagère et très supportable. On badigeonne d'abord une zone limitée, puis en voyant le topique bien supporté, rapidement les badigeonnages sont étendus à toute la surface de la lésion.

Sur toute la région périphérique se forme alors une pellicule grisâtre, analogue à de l'épiderme macéré, mollasse plutôt que dure. Sur toute la surface centrale ulcérée, la réaction est à peu près nulle ; en aucun point on ne voit se produire la croûte épaisse et dure annoncée par Cerny et Truneček.

Le processus néoplasique continue à évoluer, restant pour ainsi dire indifférent à l'action du topique employé. Sans s'étendre en surface, le mal gagne en profondeur. Aujourd'hui les os sont envahis, les maxillaires sont à nu et nécrosés, les dents sont ébranlées et tombent, le sinus maxillaire est perforé, les cornets des fosses nasales sont à découvert. Evidemment le mal progresse, et la terminaison fatale menace de se produire à brève échéance.

Observation III

(Malherbe et Perrochaud. Société Méd. de Nantes, octobre 1897).

Femme de 65 ans ; cuisinière. Cette malade porte sur la joue droite, au niveau de la pommette, un petit ulcus rodens type. Le mal date de 9 ans.

Application du traitement de Cerny-Truneček.

En quelques semaines, il se forme une croûte mince et superficielle. Une fois cette croûte enlevée, la tumeur sous-jacente n'offre pas de modifications sensibles et pas la moindre tendance à évoluer vers la guérison.

La durée du traitement a été d'un mois et demi.

Observation IV

(Hermet. Communication à la Société de dermatologie et de syphiligraphie, juin 1898).

Épithéliome à marche rapide, sur lequel on tente la méthode de Cerny. Elle a un résultat absolument négatif, et détermine une poussée d'une acuité considérable.

Observation V

(Hermet. Même communication).

Femme porteuse d'un épithélioma développé sur un lupus. Il y a déjà 18 mois qu'on la traite quand on essaie les badigeonnages à l'acide arsénieux.

Résultat négatif.

Observation VI

(Ginestous. *Gaz. hebd. des sciences méd. de Bordeaux*, août 1898).

X..., 59 ans, cultivatrice, entre à l'hôpital Saint-André le 26 janvier 1888. Rien à noter dans ses antécédents tant héréditaires que personnels.

Il y a 3 ans sur l'aile gauche du nez se développe un petit bouton, gros comme un pois. Deux pommades sont appliquées successivement sans effet curateur, l'une même aggrave l'état de la malade. A partir de ce moment, la tumeur s'ulcère et envahit la paupière de l'œil gauche.

Le 29 janvier on commence le traitement.

A la fin de février l'ulcération continue ses ravages, et la tumeur ne rétrocède pas.

En présence de ce résultat négatif on abandonne le traitement.

Observation VII

Loco citato.

Marie D..., 68 ans. Il y a 15 ans, dacryo-cystite à l'œil gauche, guérison par cathétérisme. Il y a 4 ans, à la même place, apparition d'une tumeur qui atteint le volume d'une noix. Cette tumeur s'ulcère et gagne en profondeur. Traitement au chlorate de potasse, aucune amélioration.

8 mars. — On commence les badigeonnages à l'acide arsénieux.

Au commencement de mai, l'état de la malade s'est aggravé. On renonce au traitement.

Observation VIII

Ginestous. *Loco citato.*

Pierre P..., 50 ans, cultivateur, se pique à la paupière inférieure gauche avec un roseau en août 1895. En 1897, apparition à cette place d'une ulcération suintante. L'ulcération s'agrandit gagne toute la paupière inférieure.

Le 12 janvier 1898, il entre à l'hôpital, le 18, on commence le traitement. Les badigeonnages sont très douloureux et ne donnent aucune amélioration.

2 février. — L'ulcération s'est encore agrandie. Le 16, le malade dont l'état s'est aggravé quitte l'hôpital.

Observation IX

(*Thèse* Robillard).

C..., 60 ans, se présente le 10 février 1898, à l'hôpital Saint

Louis avec deux ulcérations, l'une siège sur le front de la ligne médiane, l'autre sur la face latérale gauche du nez. La première a les dimensions d'une pièce de 50 centimes, l'autre celle d'une grosse lentille. Elles ont débuté il y a 2 ans chacune par une petite saillie ressemblant à une verrue. Rapidement (en quelques mois) elles se sont ulcérées ; au moment où se présente la malade, leur fond est rouge, bourgeonnant, saigne facilement et laisse suinter un liquide fétide.

Biopsie : les glandes sébacées semblent intactes, les glandes sudoripares ont leurs cellules tuméfiées et les noyaux de celles-ci sont multipliés. Les cellules néoplasiques ont la forme embryonnaire. Infiltration cellulaire à peu près égale à la formation néoplasique.

Le traitement de Cerny est aussitôt institué. Les applications ont lieu tous les deux jours et la guérison est obtenue en 2 mois. Mais la malade revient 1 mois plus tard, la lésion a récidivé.

Observation X

(*Thèse* Robillard).

M..., 55 ans, se présente le 23 mars 1898 avec un épithélioma siégeant sur l'apophyse malaire du côté gauche. La lésion a débuté il y a quelques années par un petit bouton gros comme un pois, recouvert de squasmes, qui a augmenté assez rapidement de volume et s'est ulcéré après quelques mois. La tumeur a toujours été indolente. Quand le malade se présente l'ulcération limitée par des bords épais a la largeur d'une pièce de 1 franc, elle est bourgeonnante et légèrement suintante. L'état général est bon.

Examen biopsique : Amas cellulaires à cellules assez régulières (type adulte). Peu d'éléments leucocytaires.

Traitement de Cerny-Truneck : commencé le 25 mars.

Cicatrisation le 30 avril. Mais récidive au commencement de juin.

Observation XI

(*Thèse* Robillard).

Mme L..., 70 ans, vient consulter à Saint-Louis le 15 mai 1895 pour un épithélioma végétant du nez.

Le début de l'affection remonte à 18 mois; il existait dans le sillon naso-génien du côté droit un petit bouton pas plus gros qu'une tête d'épingle, que la malade écorchait fréquemment et qui saignait beaucoup chaque fois. Les douleurs ont toujours été nulles, la malade ne souffre que depuis que le traitement lui a été appliqué.

L'ulcération a les dimensions d'une pièce de 50 centimes, elle est profonde, et son fond est très rouge ; elle saigne fréquemment. Le reste de la face est telangiectasique, du reste toute la famille de la malade a plus ou moins de couperose.

La malade a déjà été traitée il y a 3 mois à l'aide d'une pommade blanche (?) qu'on a appliquée pendant une quinzaine de jours sans résultat.

Biopsie. — Boyaux épithélioux allant jusqu'à l'épiderme. Infiltration cellulaire peu abondante. Les cellules néoplasiques revêtent le type embryonnaire.

La malade est aussitôt traitée par la méthode de Cerny. Après 15 jours d'applications journalières non seulement la cicatrisation n'est pas commencée, mais la lésion semble avoir augmenté, et tout fait présumer que la malade ne bénéficiera pas de la méthode.

Observation XII

(Due au docteur Lepin, d'Alger)

L. R..., a vu il y a 6 ans environ apparaître un premier point d'épithélioma au niveau de l'angle interne de la paupière inférieure gauche. Marche lente. Il ne se décide à aller à l'hôpital que 2 ans après. Il y 4 ans, M. Brault l'opère et fait une autoplastie.

Un an après, récidive vers l'ongle interne de la paupière inférieure.

Le 22 mars 1900, vaste ulcération s'étendant du point nasal au tubercule rétro-orbitaire d'une part, de l'arcade sourcilière à l'aile du nez de l'autre. Quelques ganglions sous-maxillaires.

Du 22 mars au 16 avril applications journalières du Cerny ou 1/150.

Du 16 avril au 2 juin, applications au 1/100. Modifications rapides, affaissement des bourgeons charnus, aspect rosé de la plaie après la chute des escharres. Mais *douleurs très vives, céphalée persistante* qui vont toujours en augmentant d'intensité et de durée malgré l'orthoforme et tous les calmants ; perte de l'appétit, découragement du malade qui empêchent de continuer.

Observation XIII (personnelle).

B..., 61 ans, ni syphilitique ni alcoolique, présente un épithélioma du nez, de la grosseur d'une pièce de un franc, lorsqu'il entre à l'hôpital d'Alger en février 99.

Le début de l'affection remonte à trois ans. Le malade a essayé en vain contre elle tous les traitements médicaux, notamment le chlorate de potasse.

Il n'y a pas d'engorgement ganglionnaire et la tumeur est mobile.

Le traitement Cerny est commencé le 18 février 1899 et est appliqué très régulièrement, jusqu'en avril, mais la tumeur loin de rétrocéder s'étend.

Le malade effrayé réclame lui-même la cessation du traitement et une intervention chirurgicale.

L'examen biopsique a montré dans cette tumeur une prédominance marquée des éléments épithéliaux sur les éléments leucocytaires.

Cas de cancers non susceptibles de guérison dans lesquels la méthode de Cerny a amené comme palliatif une amélioration passagère.

Observation I

(Docteur J. Brault).

Q..., âgé de 69 ans, est examiné le 20 octobre 1897.

Il souffre depuis deux mois de violentes névralgies et a remarqué qu'il était porteur d'une plaie à la voûte palatine qu'il traite par des lavages boriqués et des applications de chlorate de potasse.

Le malade a eu la syphilis il y a 40 ans.

Il existe à droite en pleine voûte palatine, une ulcération à fond grisâtre, en un point le squelette est déjà à nu et tranche sur le reste par sa coloration brune noirâtre. L'haleine est fétide. Des deux côtés on trouve des ganglions sous maxillaires, volumineux, à droite existe également une adénite sous-mastoïdienne énorme.

L'examen histologique montre qu'il s'agit d'un épithélioma pavimenteux lobulé.

Ce cancer a évolué très rapidement.

La méthode Cerny est instituée.

Pendant tout le mois suivant, on revoit à diverses reprises le malade qui est obligé maintenant de garder la chambre.

Les adénites sous-maxillaires et sous mastoïdiennes sont devenues énormes ; les douleurs persistent malgré tous les calmants prescrits et ne cèdent que momentanément à la morphine ; le malade mène une existence des plus lamentables, l'appétit est nul, les forces déclinent rapidement, la salivation est abondante, il y a de temps à autre des tendances à la syncope.

L'état local cependant n'est vraiment pas mauvais, il y a bien une perforation assez large, mais l'ulcère est asséché, nettoyé et l'haleine ne présente plus une aussi grande fétidité.

Observation II (Résumée)

(Docteur J. Brault)

M. E..., instituteur, âgé de 49 ans, porteur d'un épithélioma de la langue qu'il a montré déjà à plusieurs confrères, vient nous consulter à notre tour ; il s'agit d'un cas inopérable, la néoplasie térébrante a envahi le plancher buccal, les adénites sous-maxillaires sont volumineuses — La cachexie est déjà avancée.

A tout hasard nous essayons en outre de l'antisepsie buccale, la méthode de Cerny avec la solution faible ; pendant quinze jours le malade a été cautérisé trois fois par semaine, j'ai obtenu ainsi la dessication de l'ulcération, l'odeur est devenue moins fétide, *les douleurs ont été un peu moins fortes*, mais il n'y a eu ni cicatrisation ni rétrocession des engorgements ganglionnaires. Le malade découragé n'a pas voulu pousser plus loin l'expérience.

Observation III

Paul Gaston, *Annales de Dermatologie et de syphiligraphie*, janvier 1899.

M. A. S..., âgé de 62 ans, a vu se développer sur sa langue une lésion ulcéreuse dont le début remonte à deux ans et pour laquelle a été faite en janvier 1898 une opération chirurgicale consistant en ablation du tissu malade.

Elancements douloureux dans la langue et l'oreille droite, salivation, gêne progressive de la déglutition.

L'examen de la langue est difficile, le malade ne peut ouvrir largement la bouche. On voit néanmoins sur la langue une néoplasie de la dimension d'une noix, ulcéreuse, irrégulière et à surface recouverte de petites érosions lenticulaires blanchâtres donnant l'apparence d'abcès miliaires.

La face inférieure de la langue est soudée au plancher buccal par des bourgeons saillants, mous, effrités, comme papillomateux.

Adénopathie sous-maxillaire droite accentuée, non douloureuse.

Le malade est revu quelque temps après, le cancer a évolué assez rapidement, l'infection buccale a augmenté, les dents sont recouvertes d'un enduit blanc, fuligineux fétide, le plancher buccal est formé de mamelons comme bourbillonneux, qui sont très douloureux.

La tuméfaction sous-maxillaire s'est étendue, après avoir été bilatérale elle devient sous-hyoïdienne.

Devant l'impossibilité de soulager le malade et à défaut de méthodes utiles pour modifier l'épithélioma, la méthode de Cerny-Truneček est proposée et acceptée.

L'examen histologique montre qu'il existe un épithélioma et une glossite interstitielle.

Qu'est-il résulté de ces applications? Au début rien de bien sensible, même douleur, même empâtement même salivation. Puis l'ulcération est devenue plus saignante, le bourgeonnement a commencé à se produire, *les abcès miliaires ont diminué et, fait curieux, le fragment de la langue compris entre les deux sillons ulcéreux est devenu exsangue, puis gris, noir et s'est éliminé.*

La perte de substance qui en est résultée a été rapidement comblée en partie par les bourgeons charnus. Aujourd'hui le malade, au lieu de présenter *une tuméfaction énorme*, violacée, emplissant la bouche, a une langue, réduite il est vrai, *mais plus dégagée.*

Il peut avaler et parler plus facilement.

La tuméfaction sous-maxillaire a continué à évoluer.

CONCLUSIONS.

Fuchs vers 1594 emploie l'arsenic dans le traitement du cancer, et depuis tous les dermatologistes en font usage. La méthode de Cerny-Trunecek n'est qu'une modification de ce vieux traitement appliqué aux cancers superficiels.

On peut employer plus rapidement des solutions plus fortes que ne l'ont indiqué ces auteurs.

La douleur est le seul inconvénient sérieux de cette méthode, et encore peut-on presque toujours la rendre supportable par l'addition d'orthoforme à la solution arsénicale.

Tous les cancers susceptibles de guérison ne sont pas justiciables de ce traitement. Il doit être réservé à ceux diagnostiqués bénins cliniquement, ou mieux à ceux où l'examen histologique montre une prédominance des éléments d'infiltration leucocytaire sur les éléments épithéliaux, et aux tumeurs non accompagnées de ganglions cancéreux. Dans les autres cas on doit recourir immédiatement à la méthode chirurgicale qui seule peut sauver le malade.

Dans les cancers inopérables la méthode Cerny est un bon traitement palliatif, elle supprime toujours et rapidement l'odeur et les sanies, quelquefois la douleur qui résiste à tous les calmants.

La solution proposée par Cerny a une affinité particulière pour le tissu cancéreux qu'elle momifie. C'est « un caustique intelligent ». Cette solution s'oppose aussi au développement de la flore microbienne qui acquiert dans les plaies cancéreuses une grande virulence, cette action est surtout sensible et avantageuse dans les cancers inopérables à larges ulcérations. Dans ces cas, on doit surveiller attentivement le malade pour éviter l'intoxication, mais il ne peut que bénéficier d'une absorption modérée d'arsenic qui relève et soutient son état général.

INDEX BIBLIOGRAPHIQUE

Annales de dermatologie et de syphiligraphie, mars et juin 1898.

Arnozan. — *Gaz. hebd.* Paris, 1890.

Bégouin. — Cancroïdes de la face.

Borde. — Soc. de méd. et de chir. Bordeaux, 1897.

Boué. — *Thèse* Toulouse, 1899.

Bougard. — Tribune médicale. Paris, 1882.

Brault. — *Bull. de la Soc. de derm. et de syph.* avril et juin 1898.

Brocq. — Traitement des maladies de la peau. — Bull. de la Société méd. des hôp. Paris, 1890. — *Revue gén. de clin. et de thérap.* 1891.

Brocq et Jacquet. — Traité de dermatologie.

Cerny et Trunecek. — *Semaine médicale* (mai 1897, mars 1899).

Chasseaud. — *Bull. gén. de thérap.*, 1890.

Courtin. — Soc. méd. de Bordeaux, 1897.

Dangerfield. — Ulcus rodens (*Th.* Paris, 1895).

Darier. — *Bull. gén. de thérap.* 1893.

Davezac. — Soc. méd. de Bordeaux, 1897.

Dubreuilh. — Soc. méd. de Bordeaux, 1897.

Dupuy. — L'arsenic en thérapeutique (*Th.* Paris, 1851).

Fabre-Domergue. — Les cancers épithéliaux.

Forgue. — *Montpellier medical*, 1890.

Galard. — Epithélioma aux divers âges (*Th.* Paris 91).

Garès. — Traitement des tumeurs épithéliales par le caustique arsenical (*Th.* Paris 92).

Gastou. — *Bull. de la Soc. de derm. et de syph.*, juin 1898, janv. 1899.

GASTOU ET HAURY. — *Bull. de la Soc. de derm. et de syph.* (nov. 1898).

GAUCHER ET BARDE. — Art. Epithéliome, in Traité de médecine de Brouardel.

GINESTOUS. — *Gaz. hebd. des Sc. méd. de Bordeaux* (avril et août 1898).

GORGON. — Epithéliomatose et sarcomatose cutanée (*Th.* Paris 1896).

HALLOPEAU ET LEREDDE. — Dermatologie.

HERMET. — *Bull. de la Soc. de derm. et de syph.*, mars et juin 1898.

HEURTEAUX. — Du cancroïde en général (*Th.* Paris 1861).

HYVERNEAUD. — Traitement du cancroïde par le chlorate de potasse (*Th.* Paris).

JEANBRAU. — Soc. de méd. et de chirur. 1898.

JENNINGS. — Sur le traitement du cancer par la térébenthine de Chio (Paris 1880).

Journal d'oc. et de chir. Paris 91.

KAPOSI. — Traité des maladies de la peau.

KHUN. — Traitement du cancer épithélial. Gaz. hebd. anv. 1897.

LABOULBÈNE. -- Soc. médic. des hôpitaux, 1881.

LAGOUTTE. — *Lyon médical,* 1897.

LE DENTU. — Soc. de chirurgie, 1891.

LEMOINE. — *Rev. gén. de clin. et de thérap.*, 1888.

LÉVÊQUE. — *Thèse* Paris, 1880.

MAZET. — *Revue d'ophtalm.*, Paris, 1892.

MICHON. — Du cancer cutané. *Th.* Paris, 1848.

MONIQUE. — Usages de l'ac. acétique en dermatologie. *Thèse* Paris, 1897.

MONTSERER. — *Montpellier médical* (avril 1898).

MORAN. -- Société de biologie, 1893.

MORESET. — De l'arsenic et de son emploi en médecine. *Thèse* Paris. 1872.

NANU. — Congrès de chirurgie, 1892.
PASCAL. — *Thèse* Montpellier, 1898.
PONCEL. — *Semaine médicale*, 1890.
ROBILLARD. — *Thèse* de Paris, 1890.
ROUGIER. — *Thèse* Bordeaux, 1890.
ROUSSEAU. — Indications des préparations arsenicales. *Thèse* Paris, 1869.
TERRILLON. — *Bull. gén. de thérap.*, 1881.

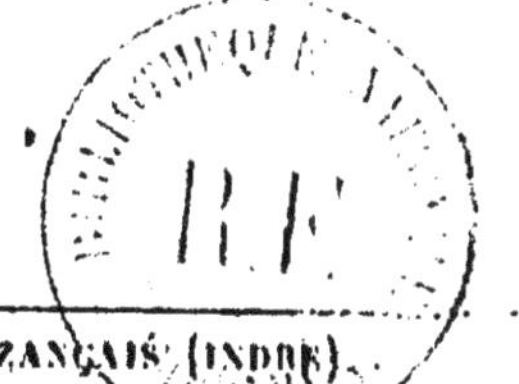

IMPRIMERIE F. DEVERDUN, BUZANÇAIS (INDRE).

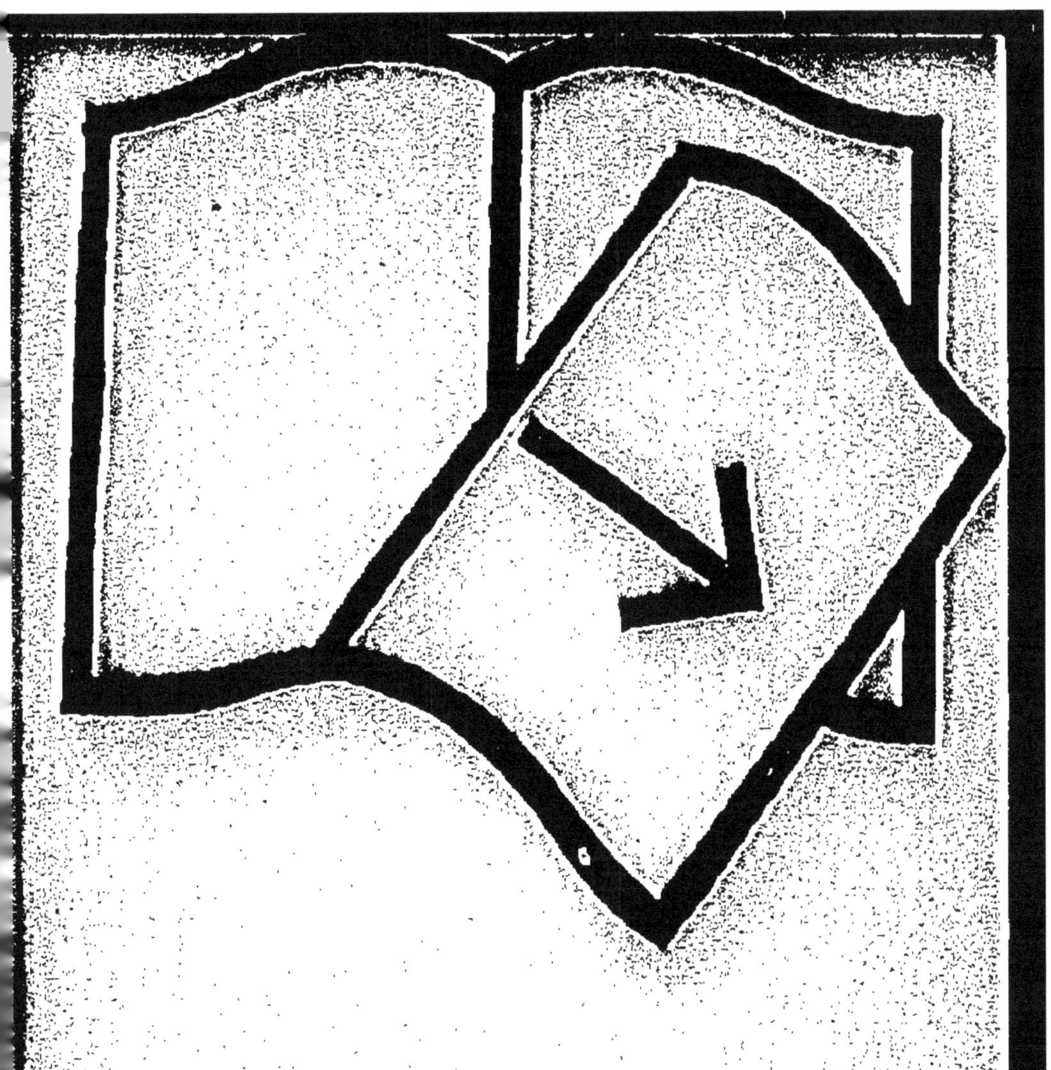

www.ingramcontent.com/pod-product-compliance
Ingram Content Group UK Ltd.
Pitfield, Milton Keynes, MK11 3LW, UK
UKHW020314220726
13923UKWH00003B/1136